Borderline-Störung

Michael Franz
Sara Lucke

Borderline-Störung

Kriseninterventionund störungsspezifische Behandlung

unter Mitarbeit von
Hans Gunia

hogrefe

Prof. Dr. med. Michael Franz, geb. 1958. 1978–1985 Studium der Medizin in Gießen. 1980–1984 Studium der Soziologie. 1994 Promotion. 1997 Facharzt für Psychiatrie. 1999 Facharzt für Psychiatrie und Psychotherapie. 2004–2007 Stellvertretender Direktor der Universitätsklinik für Psychiatrie und Psychotherapie (Uniklinikum Gießen-Marburg). 2005 Habilitation. 2007–2010 Klinikdirektor Vitos Klinik für Psychiatrie und Psychotherapie Kurhessen Kassel, Bad Emstal, Hofgeismar, Melsungen. 2010–2016 Ärztlicher Direktor des Vitos Klinikums Kurhessen. Seit 2013 Professor (apl) am Fachbereich Medizin der Justus-Liebig-Universität Gießen. Seit 2017 Ärztlicher Direktor des Vitos Klinikums Gießen und Marburg, Klinikdirektor der Vitos Klinik für Psychiatrie, Psychotherapie und Psychosomatik Gießen und Marburg. In DBT-Ausbildung und Skillsgruppenleitung seit 2016, in Weiterbildung zum Traumatherapeuten seit 2017.

Dr. rer. nat. Sara Lucke, geb. 1986. 2006–2011 Studium der Psychologie in Marburg und Burlington, Vermont (USA). 2011–2016 Wissenschaftliche Mitarbeiterin an der Philipps-Universität Marburg. Seit 2014 Psychologin an der Vitos Klinik Gießen-Marburg. 2014 Promotion. 2015 Approbation zur Psychologischen Psychotherapeutin (Verhaltenstherapie). Seit 2019 zertifizierte DBT-Therapeutin (DDBT) und zertifizierte Schematherapeutin (ISST).

Bibliografische Information der Deutschen Nationalbibliothek
Die Deutsche Nationalbibliothek verzeichnet diese Publikation in der Deutschen Nationalbibliografie; detaillierte bibliografische Daten sind im Internet über http://dnb.dnb.de abrufbar.

Hogrefe Verlag GmbH & Co. KG
Merkelstraße 3
37085 Göttingen
Deutschland
Tel. +49 551 999 50 0
Fax +49 551 999 50 111
info@hogrefe.de
www.hogrefe.de

Umschlagabbildung: © iStock.com by Getty Images / Bill Oxford
Satz: Sabine Rosenfeldt, Hogrefe Verlag GmbH & Co. KG, Göttingen
Druck: mediaprint solutions GmbH, Paderborn
Printed in Germany
Auf säurefreiem Papier gedruckt

1. Auflage 2021

(E-Book-ISBN [PDF] 978-3-8409-2944-1; E-Book-ISBN [EPUB] 978-3-8444-2944-2)
ISBN 978-3-8017-2944-8
https://doi.org/10.1026/02944-000

Inhaltsverzeichnis

II. Ein dreigliedriger Pfad zur Behandlung verschiedener Stadien und Schweregrade der Borderline-Persönlichkeitsstörung

Wozu braucht man dieses Buch?

Im vorliegenden Buch geht es um die Versorgung von Borderline-Patienten[1] und von Patienten mit dem Verdacht auf eine Borderline-Persönlichkeitsstörung (BPS), die in einer akuten Krise und außerhalb einer elektiven Teilnahme an psychotherapeutischen Programmen zur Behandlung kommen. Ziel ist, diese Patienten neben einer adäquaten Krisenintervention und ggf. Diagnostik möglichst zur Teilnahme an einem störungsspezifischen Therapieprogramm, wie z. B. der Dialektisch-Behavioralen Therapie (DBT), zu motivieren und zu befähigen. Gleichzeitig findet der interessierte Leser, der gewollt oder nicht gewollt in einem anderen Setting arbeitet, im Rahmen des in diesem Buch vertretenen Ansatzes Strategien und Vorschläge, die auch auf die Behandlung von BPS-Patienten auf reinen Akutaufnahmestationen oder andere Settings übertragbar sind. Allerdings ist die Situation auf diesen Stationen komplexer, sodass das vorgestellte Konzept nicht eins zu eins übertragen werden kann.

Zum Verständnis ist das Kapitel 2 zur Versorgungssituation in Deutschland wesentlich. Es geht aus verschiedenen Perspektiven auf die schwierige Versorgungslage von Menschen mit einer BPS sowie auf die Gründe ein, warum diese vor allem durch Kriseninterventionseinrichtungen, überwiegend der Versorgungspsychiatrie, betreut werden. Die Versorgung einer solch hohen Anzahl an Betroffenen stellt für die Psychiatrie eine Herausforderung dar. Grundsätzlich stehen mehrere Möglichkeiten, mit dieser Herausforderung umzugehen, zur Diskussion:

1. *Etablierung einer psychotherapeutischen Spezialstation für Borderline-Persönlichkeitsstörungen.* Eine „Psychotherapiestation für BPS-Patienten", z. B. mit einem DBT-Programm, ist ein wichtiger Fortschritt zu „gar keine störungsbezogene Psychotherapie der BPS". Psychiatrische Kliniken versuchen seit Jahren, evidenzbasierte Therapieverfahren in ihre Angebotsstruktur durch Bildung störungsbezogener Schwerpunktstationen zu integrieren. Alternativ zu einer Station mit einem Behandlungsschwerpunkt BPS werden auch „Schwerpunktstationen für Persönlichkeitsstörungen" gebildet, in denen zum Großteil Patienten mit BPS behan-

---

1 Zugunsten einer besseren Lesbarkeit verwenden wir im Text in der Regel das generische Maskulinum. Diese Formulierungen umfassen gleichermaßen alle Geschlechter (m/w/d). Die verkürzte Sprachform beinhaltet keine Wertung. Wenn möglich, wurde eine geschlechtsneutrale Formulierung gewählt.

delt werden. Angesichts des Versorgungsdrucks von Patienten mit BPS und krankheitsspezifischer Besonderheiten reichen reine Psychotherapiestationen gerade bei einem Versorgungsauftrag nicht aus. Das liegt daran, dass bedeutsam viele BPS-Patienten, nämlich die akut, in Krise oder komorbid stationär aufgenommen werden, deren Behandlungsvoraussetzungen nicht erfüllen. So kommt es zu Behandlungen in anderen Bereichen. Mit einer störungsspezifischen Station für BPS kann man der oben skizzierten Herausforderung also nur partiell begegnen, da nur ein Teil der Patienten eine adäquate Behandlung bekommt.

2. *Etablierung von Skills-Gruppen auf allgemeinpsychiatrischen Akutstationen, ggf. mit weiteren DBT-Elementen.* BPS-Patienten, die psychotherapeutische Aufnahmekriterien nicht erfüllen, werden je nach Zustandsbild häufig im Suchtbereich oder auf allgemeinpsychiatrischen, geschlossenen oder anderweitig „beschützten" Stationen behandelt (in der Psychiatrie oft für Menschen mit Schwierigkeiten, sich selbst zu steuern oder vorliegender Selbst- oder Fremdgefährdung). Dort treffen BPS-Patienten auf psychotische, manische, mischintoxikierte und mitunter dissoziale Mitpatienten, deren Verhalten Trigger für die häufig traumatisierten BPS-Patienten darstellen (Sachsse, 2007). Therapeutische Strategien für psychotische und intoxikierte Patienten sind dort traditionell eher beschützend-verständnisvoll und ggf. custodial. Patienten mit einer Borderline-Störung bedürfen eines möglichst schnellen Kontingenzmanagements mit Übernahme von Eigenverantwortung, um dysfunktionale Verhaltensweisen nicht zu verstärken und zu chronifizieren. Wird ein adäquates Kontingenzmanagement auf solchen Stationen dagegen gut umgesetzt, kann die „unterschiedliche" Behandlung zu Konflikten mit anderen Patienten führen. Daher sind die üblichen Abläufe auf allgemeinpsychiatrischen Stationen eine große Herausforderung für den angemessenen Umgang mit Borderline-Patienten. Die stationäre Aufnahme erhöht oft die Gefahr der Chronifizierung dysfunktionaler Verhaltensweisen. Ein weiteres Kennzeichen der BPS ist, nach Kontakt, Aufmerksamkeit und Zuwendung zu suchen. Die Versuchung besteht, Symptome anderer Patienten zu „übernehmen", um mehr davon zu erhalten (Sachsse, 2007). Die aufgezählten Faktoren sprechen dafür, dass eine allgemeinpsychiatrische Akutstation kein idealer Platz für die Behandlung oder Krisenintervention von Patienten mit einer Borderline-Störung ist (vgl. Bohus, 2019), auch wenn dort eine Skills-Gruppe angeboten wird. Skills-Gruppen auf psychiatrischen Akutstationen zu etablieren, erscheint äußerst sinnvoll, um Patienten verschiedener Diagnosen die Möglichkeit zu geben, hilfreiche Fertigkeiten zur Selbstregulation und Alltagsbewältigung zu erlernen. Sie können aber nicht den speziellen Umgang mit BPS-Patienten ersetzen, der zusätzlich zu Skills-Gruppen in vielen Kurzkontakten, Symptompräsentationen und Gesprächen erforderlich ist und erlernt werden muss. Hierzu sollte das Team die DBT-Haltung verinnerlichen und wesentliche DBT-Elemente trainieren (siehe Kapitel 5), um dann den Pfad „Krisenintervention" aus diesem Buch auf der Akutstation zu etablieren.

3. *Die ganze Klinik in DBT trainieren.* Eine weitere Möglichkeit besteht darin, eine ganze Klinik, und damit auch die beschützten Stationen, in einem übergreifenden störungsbezogenen System wie DBT zu trainieren. Für Patienten mit dysfunktionalem Verhalten oder Persönlichkeitsstörungen ist es vorteilhaft, wenn nicht „nur" das Team einer bestimmten Station die gleiche Sprache spricht. So wird beispielsweise der diensthabende Arzt auf allen Stationen hinzugezogen und es ist nicht möglich, sich während des Dienstes in die jeweiligen Behandlungsprinzipien jeder einzelnen Station einzuarbeiten. Ähnliches gilt für Ärzte, die im Rahmen ihrer Weiterbildung von Station zu Station wechseln. Der Weg, alle Mitarbeiter der Klinik in DBT zu trainieren, ist jedoch sehr aufwändig. Momentan existiert noch kein Modell für ein solches Vorgehen, an dem sich Kliniken orientieren könnten. Im Vitos Klinikum Gießen-Marburg wird gerade daran gearbeitet, ein solches „Betriebssystem" zu entwickeln (Franz, 2019).
4. *Etablierung eines psychotherapeutischen Teams (z. B. auf einer Station) mit einem DBT-Programm für Borderline-Störungen und Augmentierung dieses DBT-Programms durch zwei weitere Behandlungspfade.*

Es erscheint somit zielführend, wenn Patienten mit einer BPS auch in Krisen, Hochstressphasen oder bei selbstverletzenden Verhaltensweisen von Anfang an mit Behandlern in Kontakt treten, deren Behandlungsstrategien, Regeln und Inhalte, die speziell auf ihre Bedürfnisse zugeschnitten sind (z. B. DBT), umsetzen. Im folgenden Buch werden alle Bestandteile und notwendigen Schritte dazu beschrieben.

Neben den genannten Vorteilen hat sich gezeigt, dass auf einer therapeutischen Station für Patienten mit Persönlichkeitsstörungen und BPS, die Zahl an Zwangsmaßnahmen im Vergleich zu einer vorherigen Versorgung in der Allgemeinpsychiatrie deutlich abnahm, wenn das Team der therapeutischen Station Kriseninterventionen, Sicherungsmaßnahmen und freiheitseinschränkende Zwangsmaßnahmen bei seinen Patienten selbst durchführte. Weiterhin verbesserte sich das Stationsklima hochsignifikant, ebenso die therapeutischen Beziehungen und die Akzeptanz der Stationsregeln (Steinert et al., 2014; Uhlmann & Steinert, 2008).

Aus allen genannten Gründen wurde in zwei psychiatrischen Kliniken der im Folgenden vorgestellte dreigliedrige Behandlungspfad entwickelt. Dieser fördert kurze Kriseninterventionen, erweitert ein DBT-Programm mit allgemeinpsychiatrischen Funktionen und ermöglicht, dass auch in akuten Krisen oder wenn der Verdacht auf eine Borderline-Erkrankung besteht, Patienten direkt von einem Team betreut werden können, das in DBT trainiert ist und ein laufendes DBT-Programm betreibt. Die drei Behandlungspfade funktionieren in der laufenden Versorgung. Beide Kliniken verfügen über eine Binnendifferenzierung, ein zertifiziertes DBT-Programm, haben große Einzugsgebiete und stehen regelmäßig vor der Herausforderung, zahlreiche „akute" Borderline-Patienten mit komorbiden Störungen versorgen zu müssen.

Das DBT-spezialisierte Team bietet („aus einer Hand“) zwei zusätzliche Behandlungspfade (Pfad „Akut“ und Pfad „Krise) an, die es ermöglichen, Patienten mit einer BPS, die noch nicht therapiemotiviert, DBT-fähig sind oder sich in einer Krise befinden, zu versorgen. Allgemeinpsychiatrische Stationen werden so von der Versorgung von Patienten mit BPS entlastet und BPS-Patienten erhalten von Anfang an eine geeignete Behandlung, die auf die spezielle Borderline-Symptomatik zugeschnitten ist. Die Patienten werden je nach Symptomatik und Behandlungsindikation in einen der drei Behandlungspfade aufgenommen.

Der vorgestellte Ansatz trägt zudem dazu bei, bisher ungeeignet erscheinende Patienten zu befähigen, eine Psychotherapie zu machen. Durch ein evidenzbasiertes zertifiziertes Therapieprogramm wie die DBT, werden bei einem Teil der Patienten sehr gute, einem weiteren Teil mäßige und einem anderen Teil fast keine Behandlungsergebnisse erzielt (M. Bohus, persönl. Mitteilung, Netzwerk Treffen Wien, 07.09.2016). Neben der DBT existieren für die Behandlung von Borderline-Patienten weitere störungsspezifische, evidenzbasierte Therapiekonzepte, nämlich die Übertragungsfokussierten Therapie (TFP), die Schematherapie sowie die Mentalisierungsbasierte (MBT). Ob also ein Patient im Anschluss an den Klinikaufenthalt eine TFP, eine Schematherapie oder MBT macht oder weiterhin mit DBT behandelt wird, sollte von den individuellen Bedürfnissen und der Passung zum Therapeuten und der Methode abhängig sein. Warum im hier vorgestellten Ansatz der Schwerpunkt der Behandlung auf die DBT gelegt wurde, wird in Kapitel 3.2 erläutert.

Da es um teils schwerkranke Patienten geht, werden im Kapitel 4 einige Hinweise für das Vorgehen bei der Medikation von Patienten mit einer BPS gegeben. Zudem wird auf vorhandene Fallstricke, die sich dabei ergeben, eingegangen.

Leser sollen durch das Buch in die Lage versetzt werden, die Versorgungslücke von Menschen mit BPS besser zu verstehen und befähigt werden, das vorgestellte dreigliedrige Behandlungskonzept umzusetzen. In diesem Band werden die Aspekte aus der DBT dargestellt, die für das Verständnis des vorgestellten Behandlungsmodells nötig sind. Für eine ausführliche Beschreibung der DBT verweisen wir auf die Originalliteratur (v. a. Bohus, 2019; Bohus & Wolf-Arehult, 2013; Stiglmayr & Gunia, 2017; Linehan, 2008) sowie auf den Dachverband DDBT, auf dessen Homepage u. a. zahlreiche Informationen zu Aus- und Fortbildungskursen[2] in DBT zu finden sind (www.dachverband-dbt.de).

Sollte man sich als Leser entscheiden, Therapien nach DBT anzubieten, dann lohnt es sich nach unseren Erfahrungen, DBT gründlich zu erlernen und entsprechende DBT-Supervisionen zu nutzen. Vor allem Teams, die sich aus verschiedenen Berufsgruppen zusammensetzen, benötigen Input mit etwas Zeit und Wiederholun-

2 Kurse, wie sie z. B. von den Arbeitsgemeinschaften Wissenschaftliche Psychotherapie (AWP) Freiburg, Berlin, München und Zürich angeboten werden.

gen. Im Laufe der Etablierung unserer Behandlungsmodelle durften (und dürfen wir weiterhin) Beispiele kennenlernen, wie aus wohlgemeinten, aber nicht vollends nachvollzogenen, DBT-Strategien wenig zielführende Umsetzungen entstehen. Hier sind z. B. einseitig mechanistische Handhabungen von therapeutischen Interventionen und Regeln zu nennen, von zu „entlastend-beschützender“ hin zu strenger und „buchstabengetreuer“ DBT, die bei Patienten als „Strafarbeiten“ oder „Härte“ ankommen. Den Pflegkräften, die traditionell eine eher beschützende und stützende Haltung einnehmen, kommt bei der Arbeit in einer DBT-Station eine besondere Rolle zu. Hier sind entsprechende Supervisionsangebote zur Unterstützung der Arbeit wichtig.

Die dargestellten Elemente des Umgangs mit BPS-Patienten sind auch für Kollegen, die in anderen Settings – niedergelassen, in somatischen Kliniken oder Kliniken ohne DBT-Programm – arbeiten, hilfreich: Die Krisen von Patienten mit BPS ähneln sich, BPS-Patienten nehmen verschiedenste Versorgungsstrukturen in Anspruch.

Danksagung

Wir danken Martine Micol-Grösch für ihren Bericht über die Erfahrungen beim Aufbau einer zertifizierten DBT-Station in der Vitos Klinik für Psychiatrie und Psychotherapie Kurhessen und über ihre Sicht auf die DBT. Astrid Seyer, Daniela Jung, Patricia Grünheid und vielen anderen Kolleginnen und Kollegen aus dem multiprofessionellen Team der gleichen Klinik danken wir für ihre Beteiligung und Unterstützung beim Aufbau dieser Station sowie Astrid Seyer für zwei Kasuistiken, die wir einem Kapitel zur Veranschaulichung der unterschiedlichen Behandlungspfade zugrunde gelegt haben. Weiterhin bedanken wir uns bei Martine Micol-Grösch und Daniela Jung für viele inhaltliche und konzeptionelle Anregungen und für gemeinsame Reflexionen. Den multiprofessionellen Teams der Schwerpunktstationen für Borderline-Störungen in der Vitos Klinik für Psychiatrie und Psychotherapie Kurhessen sowie der Vitos Klinik für Psychiatrie, Psychotherapie und Psychosomatik Gießen und Marburg sind wir für die parallele Entwicklung von Behandlungsstrukturen, die in dem dreigliedrigen Behandlungspfad in diesem Buch zusammengefasst werden, dankbar.

Hans Gunia danken wir für sein Kapitel über Supervision im Kontext von DBT und die kritische Durchsicht unserer Texte sowie für die Supervisionen der genannten Teams.

Für Marsha Linehan fühlen wir tiefen Dank für ihr Lebenswerk, das uns eine Möglichkeit gab, auf die wir lange gewartet hatten: mehr Patienten in der Psychiatrie mit psychotherapeutischen Interventionen zu erreichen, hier in erster Linie diejenigen mit einer Borderline-Störung. Neuerdings gibt es zunehmend Hinweise, dass DBT nicht nur bei Borderline-Störungen hilfreich ist. Martin Bohus danken wir nicht zuletzt für die Verbreitung der DBT, seine brillante Didaktik und das Verdienst, der DBT den Weg nicht nur in den deutschsprachigen Raum, sondern auch in die Psychiatrie (und zu uns) gebahnt zu haben.

Weiterhin danken wir unseren Patientinnen und Patienten, durch deren Input, Kritik, angeregte Diskussionen wir Behandlungsprogramme stetig weiterentwickeln und für die Versorgung optimieren können.

Gießen, August 2020

Michael Franz
und Sara Lucke

I. Borderline-Persönlichkeitsstörung und deren Behandlung

1 Symptomatik

Angesichts der Häufigkeit der Borderline-Störung in Behandlungseinrichtungen erscheint das Wissen über die aktuellen Diagnosekriterien in der Praxis vergleichsweise inhomogen ausgeprägt. Häufig wird noch von „Spaltung" oder „Agieren" gesprochen. Das mag daran liegen, dass das Verständnis der Störung vergleichsweise neu ist, Veränderungen der Konzeptualisierung bzw. phänomenologisch-psychopathologischen Systematik noch in den letzten Dekaden auftraten. Auffällig bei allen Beschreibungen der Symptomatik von jeher ist, dass es sich um sehr heterogene Symptome auf vielen verschiedenen Ebenen handelt, die – einzeln betrachtet – zu verschiedenen psychopathologischen Störungsbereichen zu gehören scheinen. So wurden in allen Klassifikationsansätzen psychotische Symptome wie Halluzinationen und Wahnideen, affektive Symptome wie dysphorischer Affekt und Depressivität, Störungen der Willens- und Steuerungsfähigkeit wie Impulsivität und Kontrollverlust, Störungen im sozialen Bereich wie Streit, Anpassungsstörungen und Chaos, qualitative Bewusstseinsstörungen wie Dissoziationen oder schwere Identitätsstörungen sowie Suizidalität genannt (Kernberg, 1967; Gunderson & Singer, 1975; Rohde-Dachser, 1979; Linehan, 1987; Bohus, 2019). Im Folgenden werden die aktuellen Kriterien zur Diagnose und die wesentlichsten Instrumente zur Erfassung der Störung sowie eine Ableitung der Symptomatik aus einem neurobiologisch-psychologischen Kontext, der das Verständnis der BPS nach unserer Erfahrung außerordentlich erleichtert, dargestellt.

1.1 Diagnosekriterien

Im DSM-5 erfolgt die Klassifikation in zwei Schritten: Zunächst wird überprüft, ob die allgemeinen Kriterien einer Persönlichkeitsstörung erfüllt sind, es werden nur Beeinträchtigungen im Funktionsniveau der Persönlichkeit geprüft (vgl. Kasten).

Allgemeine Kriterien einer Persönlichkeitsstörung nach DSM-5[3]

A. Ein überdauerndes Muster von innerem Erleben und Verhalten, das merklich von den Erwartungen der soziokulturellen Umgebung abweicht. Dieses Muster manifestiert sich in mindestens zwei der folgenden Bereiche:
   1. Kognition (d.h. die Art, sich selbst, andere Menschen und Ereignisse wahrzunehmen und zu interpretieren).
   2. Affektivität (d.h. die Variationsbreite, Intensität, Labilität und Angemessenheit emotionaler Reaktionen).
   3. Gestaltung zwischenmenschlicher Beziehungen.
   4. Impulskontrolle.
   5. Das überdauernde Muster ist unflexibel und tiefgreifend in einem weiten Bereich persönlicher und sozialer Situationen.

B. Das überdauernde Muster führt in klinisch bedeutsamer Weise zu Leiden und Beeinträchtigungen in sozialen, beruflichen oder anderen wichtigen Funktionsbereichen.

C. Das Muster ist stabil und lang andauernd, und sein Beginn ist mindestens bis in die Adoleszenz oder ins frühe Erwachsenenalter zurückzuverfolgen.

D. Das überdauernde Muster lässt sich nicht besser als Manifestation oder Folge einer anderen psychischen Störung erklären.

E. Das überdauernde Muster ist nicht Folge der physiologischen Wirkung einer Substanz (z.B. Substanz mit Missbrauchspotenzial, Medikament) oder eines medizinischen Krankheitsfaktors (z.B. nach Hirnverletzung).

Nur wenn diese Kriterien erfüllt sind, wird der entsprechende Subtypus spezifiziert (z.B. paranoid, schizoid, narzisstisch, dependent, BPS, vgl. Kasten).

Diagnostische Kriterien der Borderline-Persönlichkeitsstörung nach DSM-5 (F60.3)[3]

Ein tiefgreifendes Muster von Instabilität in zwischenmenschlichen Beziehungen, im Selbstbild und in den Affekten sowie von deutlicher Impulsivität. Der Beginn liegt im frühen Erwachsenenalter und das Muster zeigt sich in verschiedenen Situationen. Mindestens fünf der folgenden Kriterien müssen erfüllt sein:

1. Verzweifeltes Bemühen, tatsächliches oder vermutetes Verlassenwerden zu vermeiden. (*Beachte:* Hier werden keine suizidalen oder selbstverletzenden Handlungen berücksichtigt, die in Kriterium 5 enthalten sind.)

3 Abdruck erfolgt mit Genehmigung aus der deutschen Ausgabe des Diagnostic and Statistical Manual of Mental Disorders, Fifth Edition © 2013, Dt. Ausgabe: © 2018, American Psychiatric Association. Alle Rechte vorbehalten.

2. Ein Muster instabiler und intensiver zwischenmenschlicher Beziehungen, das durch einen Wechsel zwischen den Extremen der Idealisierung und Entwertung gekennzeichnet ist.
3. Identitätsstörung: ausgeprägte und andauernde Instabilität des Selbstbildes oder der Selbstwahrnehmung.
4. Impulsivität in mindestens zwei potenziell selbstschädigenden Bereichen (Geldausgaben, Sexualität, Substanzmissbrauch, rücksichtsloses Fahren, „Essanfälle“). (*Beachte:* Hier werden keine suizidalen oder selbstverletzenden Handlungen berücksichtigt, die in Kriterium 5 enthalten sind.)
5. Wiederholte suizidale Handlungen, Selbstmordandeutungen oder -drohungen oder Selbstverletzungsverhalten.
6. Affektive Instabilität infolge einer ausgeprägten Reaktivität der Stimmung (z. B. hochgradige episodische Dysphorie, Reizbarkeit oder Angst, wobei diese Verstimmungen gewöhnlich einige Stunden und nur selten mehr als einige Tage andauern).
7. Chronische Gefühle von Leere.
8. Unangemessene, heftige Wut oder Schwierigkeiten, die Wut zu kontrollieren (z. B. häufige Wutausbrüche, andauernde Wut, wiederholte körperliche Auseinandersetzungen).
9. Vorübergehende, durch Belastungen ausgelöste paranoide Vorstellungen oder schwere dissoziative Symptome.

Die ICD-10 (Dilling et al., 2015) nennt die Kategorie „Emotional Instabile Persönlichkeitsstörung“ und unterscheidet einen impulsiven Typ (F60.30) und einen Borderline-Typ (F60.31).

1.2 Diagnostik

Zur kategorialen Diagnostik bzw. für die Sicherung der Diagnose einer BPS können folgende Instrumente empfohlen werden (Bohus, 2019; Bohus & Lieb, 2019):

- *International Personality Disorder Examination* (IPDE; Mombour et al., 1996),
- *Diagnostic Interview for DSM-4 Personality Disorders* (DIPD; Zanarini & Frankenburg, 2001),
- *Structured Clinical Interview for DSM-5 Personality Disorders* (SCID-5-PD; First et al., 2016, dt. Version: Beesdo-Baum et al., 2019b).

Für die Schweregradbestimmung bei diagnostisch gesicherter BPS eignen sich die folgenden Instrumente (vgl. Bohus & Lieb, 2019):

- *Zanarini Rating Scale for Borderline Personality Disorder* (ZAN-BPD; Zanarini, 2003),

- *Borderline Personality Disorder Severity Index* (BPDSI; Kröger et al., 2013),
- *Borderline-Symptom-Liste* (BSL; Wolf et al., 2009).

Die Anwendung der BSL oder von deren Kurzfassung, die sogenannte *BSL 23* (Bohus et al., 2009)[4], wird ausdrücklich empfohlen, da das 90-Item-Selbstrating-Instrument gute psychometrische Kennwerte aufweist.

1.3 Komorbidität

Die BPS hat eine extrem hohe Komorbidität. Nur bei wenigen Patienten findet sie sich in „reiner" Form (Fyer et al., 1988; Renneberg et al., 2003). Meistens besteht mindestens eine weitere Störung (Stiglmayr & Gunia, 2017; vgl. auch Tabelle 1). Patienten, die stationär psychiatrisch aufgenommen werden, weisen eine besonders hohe Komorbidität auf (Sipos & Schweiger, 2003).

Tabelle 1: Häufige auftretende komorbide Störungen der BPS (nach Zanarini et al., 1998; Fyer et al., 1988; Sipos & Schweiger, 2003; Lenzenweger et al., 2007; Trull et al., 2010; Bohus, 2019; American Psychiatric Association, 2013).

Komorbide Störung	Häufigkeit
Schlafstörungen	ca. 50 %
Posttraumatische Belastungsstörung (PTBS)	ca. 50–70 %
Angststörungen	ca. 80 %
Zwangsstörungen	ca. 30 %
Andere Persönlichkeitsstörungen	ca. 15–50 %
Psychotische Symptome/Dissoziation	ca. 65 %
Somatoforme Störungen	ca. 58 %
Suchtkrankheiten	ca. 60 %
Aufmerksamkeitsdefizit-/Hyperaktivitätsstörung (ADHS)	ca. 30 %
Essstörungen im Verlauf	ca. 45 %
Depression	ca. 60–80 %

Das Stellen einer Borderline-Diagnose ist somit mit einer hohen Wahrscheinlichkeit verbunden, noch weitere Störungen zu finden (Zimmerman & Mattia, 1999).

4 Das Instrument ist unter https://www.awp-freiburg.de/uploads/media/Borderline_Symptom-Liste-23.pdf frei zugänglich.

Etwaige komorbide Störungen der BPS können neben einem klinischen Interview mit standardisierten Instrumenten wie dem SCID-5-CV (First et al., 2016; dt. Version: Beesdo-Baum et al., 2019a) erfasst werden. Viele komorbide Störungen sind gut behandelbar. Das Übersehen einer Komorbidität zieht jedoch einen schlechteren Verlauf der BPS-Behandlung nach sich und verschlechtert die Prognose (Zanarini et al., 2003). Eine unbehandelte Posttraumatische Belastungsstörung stellt zudem einen erheblichen Risikofaktor für eine Chronifizierung der BPS-Symptomatik dar (Bohus, 2019). Die Mehrzahl der Suizide erfolgt im Kontext von schweren depressiven Episoden oder Substanzkonsumstörungen (Sipos & Schweiger, 2003; APA, 2018). Schwere komorbide depressive Symptome können die Suizidgefahr somit massiv erhöhen. Depressionsassoziierte Antriebsstörungen können zudem die Fähigkeit zur Bewältigung sowohl des Alltags, als auch der Anforderungen einer Therapie massiv beeinträchtigen. Die hohe Komorbidität mit Angststörungen kann zu einem erheblichen Vermeidungsverhalten führen, zumal sozialphobische Züge in den negativen Grundannahmen und dem Selbsthass der BPS verankert sind (vgl. Tabelle 1).

Zusätzlich treten bei schweren Verlaufsformen der BPS im Vergleich zur Normalbevölkerung körperliche Erkrankungen signifikant stärker auf. In einer repräsentativen amerikanischen Studie bezog sich dies nicht nur auf (zu erwartende) stressassoziierte Erkrankungen wie Arteriosklerose, kardiovaskuläre Erkrankungen und Gefäßerkrankungen, sondern auch auf Leber- und Magenerkrankungen, Arthritis, und „any assessed medical condition“ (adjusted odds ratios, range 1.46 bis 2.80; El-Gabalawy, Katz & Sareen, 2010). Daher sollten zu Beginn einer Behandlung oder stationären Aufnahme eine sorgfältige körperliche Untersuchung durchgeführt und notwendige somatische Behandlungsmaßnahmen veranlasst werden. Dies hilft, Vulnerabilitätsfaktoren für die Borderline-Symptomatik zu reduzieren. Gleichzeitig hilft es, körperliche Beschwerden während einer Behandlung nicht zum Dauerthema und einer damit verbundenen therapievermeidenden Beziehungsgestaltung werden zu lassen.

1.4 Störungsmodell

Die Vielzahl der Einzelsymptome bietet Anlass zu diagnostischen Spekulationen und Schwierigkeiten bei der Diagnosestellung. Auf der Basis der klinischen, neurobiologischen und psychologischen Forschung wurde ein Kernbereich von gestörten Funktionen definiert, von dem sich die meisten Symptome ableiten lassen (Bohus, 2019; Lieb et al., 2004; vgl. auch Fiedler & Herpertz, 2016). Dieser Kernbereich umfasst Störungen der

- Emotionsregulation,
- sozialen Interaktion,
- Identität.

Kernproblem: Tiefgreifende Störung der Emotionsregulation

Bei ihren Erläuterungen zur biopsychosozialen Theorie der Borderline-Störung zog Marsha Linehan erstmals als Ursache und aufrechterhaltenden Faktor eine Störung der Emotionsregulation in Betracht. Demnach entsteht eine tiefgreifende Störung der Emotionsregulation durch die Kombination einer biologischen Disposition mit einem invalidierenden sozialen Umfeld, das dazu führt, dass die eigenen Gefühle nicht angemessen integriert und ausbalanciert werden. Eine tiefgreifende Störung der Emotionsregulation liegt vor, wenn diese über eine große Bandbreite von Emotionen, Problemen und situativen Kontexten hinweg auftritt (Linehan et al., 2007). Die Regulation intensiver Emotions- und Anspannungszustände erfolgt über maladaptive Verhaltensweisen, wie z. B. Suizidalität, Hochrisikoverhalten, Substanzmissbrauch und Selbstverletzungen. Heute gilt die Emotionsregulationsstörung als zentrales Merkmal der BPS (Herpertz et al., 2017; Schauer et al., 2016; Van Zutphen et al., 2015; Fiedler & Herpertz, 2016). Von den verfügbaren störungsspezifischen Psychotherapien fokussiert die DBT am stärksten auf diese Perspektive: „DBT zu begreifen beginnt damit, das Kernproblem – die tiefgreifende Störung der Emotionsregulation – zu begreifen“ (Koerner 2013, S. 18).

Aus der gestörten Emotionsregulation leiten sich die häufigen und raschen Wechsel der Gefühlswelten ab, die für Therapeuten, Pflegepersonal, Angehörige und andere nahestehenden Personen nur schwer nachvollziehbar sind und – wenn sie nicht verstanden werden – oft als „Agieren“ bezeichnet werden. Klinisch betrachtet erleben Menschen mit BPS häufigere, intensivere und länger andauernde, meistens aversive emotionale Zustände (Stiglmayr et al., 2005). Zuweilen wird die Metapher der „Achterbahn“ zur Veranschaulichung der instabilen, intensiven und chaotischen Emotionen herangezogen (Livesley, 2017). Naturgemäß ergeben sich allein hieraus viele Krisen. Diese ziehen erneut massive Gefühle wie Angst, Trauer, Wut, Scham nach sich.

Das Verständnis der Symptomatik der BPS wird weiterhin erleichtert, wenn man berücksichtigt, dass intensive Emotionen alle anderen Bereiche von Wahrnehmung, Denken, Körper und Handeln beeinflussen. Insbesondere bei Borderline-Patienten hängt die jeweils aktuell auftretende Psychopathologie stark vom jeweiligen emotionalen Aktivierungszustand ab. Es kann von einem besonnenen funktionalen Verhalten bei mäßiger emotionaler Aktivierung in kurzer Zeit zu Wahrnehmungsverzerrungen, kognitiven Störungen und bei massiver Anspannung („Hochstress“) auch zu psychoseähnlichen Symptomen, Pseudohalluzinationen und vorübergehenden Wahnideen kommen oder zu hochimpulsivem Verhalten, Streit, Selbstverletzungen und Fremdaggressivität. In Abbildung 1 sind die verschiedenen emotionsassoziierten Zustände paradigmatisch zusammengefasst.

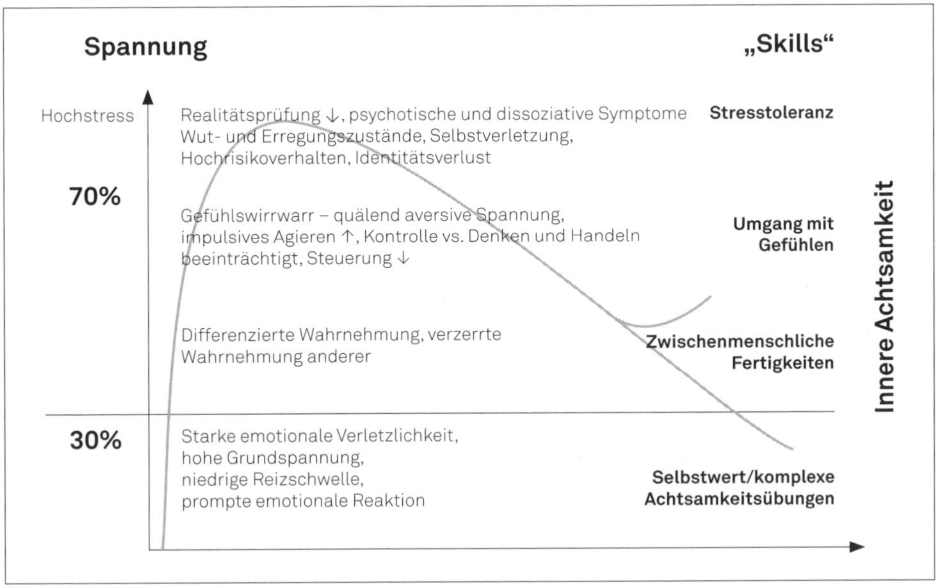

Abbildung 1: Emotionale Vulnerabilität und Abhängigkeit der Symptomatik vom Spannungsniveau sowie die Skills-Module passend zu den einzelnen Anspannungsbereichen (Pfeile nach oben oder unten bedeuten Zunahme oder Abnahme)

Emotionen erzeugen Handlungsdruck: Je stärker die Emotion, desto schneller und stärker die Aktivierung einer Handlungstendenz (Lazarus, 1991), verbunden mit einem Gefühl der „Berechtigung“. Das „Berechtigungsgefühl“ bei intensiver emotionaler Aktivierung macht ein Ausbremsen dysfunktionaler oder irrationaler Verhaltensweisen für die Betroffenen extrem schwierig. Es kommt zu zwischenmenschlichen Problemen, die zudem durch intensive Bedürfnisse nach Bindung und Furcht vor Verlassenheit verkompliziert werden.

Besonderheit der Emotionen bei BPS im Vergleich zu Gesunden (modifiziert nach Koerner, 2013)

1. Unmittelbar und niederschwellige Auslösung (*geringe Auslöser* sind ausreichend),
2. *hohe Intensität* der Gefühle (Hochschießen),
3. sehr *starkes emotionales Arousal,* die Intensität ist rasch anwachsend, raumeinnehmend, blockiert kognitive Prozesse, Abnahme zielgerichteten logischen Denken,
4. *länger anhaltendes emotionales Arousal, nur langsame Rückbildung* auf ein ausgeglichenes emotionales Niveau.

Anstelle differenzierter Gefühlsqualitäten erleben die Patienten häufig anhaltende Episoden aversiver innerer Anspannung, die schnell einschießen und die sie keiner Gefühlsqualität zuordnen können. Hierbei können kleinste, für andere situativ oft nicht unmittelbar erkennbare Auslöser diese intensiv-aversiven Anspannungen freisetzen. Typische Auslöser sind erlebte oder vermutete Zurückweisungen, wie z. B. Kritik oder Konfrontation durch andere, Erinnerungen an traumatisierende Erfahrungen.

Eine elementare BPS-typische Emotion ist das „Gefühl" grenzenloser Einsamkeit. Während Einsamkeitsgefühle bei allen Menschen vorkommen können, haben sie bei Borderline-Patienten eine alarmierende, bedrohliche Dimension (wie z. B. bei einem Astronauten, dessen Verbindungskabel zur Raumkapsel durchgetrennt wurde). Im Kontakt mit Betroffenen wird deutlich, dass es sich dabei um einen intensiven Eindruck von Einsamkeit kombiniert mit Angst, Trauer und Verzweiflung handelt. Das Gefühl tritt auch in Situationen auf, in denen es offensichtlich der Realität komplett widerspricht. Das Gefühl kann einen starken Trigger für Anspannung darstellen oder zu hektischen zwischenmenschlichen Kontaktversuchen führen. Diese Kontaktversuche können wiederum auf Dritte „manipulativ" wirken und zu einem Teufelskreis von wahrgenommener oder antizipierter Zurückweisung führen sowie zu Spannungszuständen und weiteren Einsamkeitsgefühlen.

Psychotische Symptome

Gerade im Hinblick auf den akutpsychiatrischen Kontext ist bedeutsam, dass etwa die Hälfte stationärer BPS-Patienten Pseudohalluzinationen in Form von Stimmenhören berichtet. Dabei handelt es sich meist um „innere Stimmen" (Bohus, 2007). Gelegentlich werden die Stimmen auch als von außen kommend wahrgenommen (Sipos & Schweiger, 2003), was differenzialdiagnostische Probleme gegenüber schizophrenen Erkrankungen aufwirft. Bei aktuellen psychopathologischen Querschnittsbetrachtungen zeigt sich, dass Halluzinationen und Wahnideen bei der BPS und der Schizophrenie nicht immer klar zu unterscheiden sind. Hingewiesen sei auf die Komorbidität beider Störungen. So fanden Kingdon et al. (2010) in einem Kollektiv von 111 Patienten mit BPS oder Schizophrenie bei beiden Gruppen Stimmenhören und Wahnideen, 17 % wiesen eine Komorbidität beider Erkrankungen auf. Bei BPS-Patienten ist seltener die Realitätsprüfung beeinträchtigt oder sie tritt nach kurzer Zeit wieder ein, sodass die Patienten ihre entsprechenden Wahrnehmungen selbst aus der Distanz betrachten können. Auch optische Pseudohalluzinationen sind nicht selten. Das Gleiche gilt für Wahnideen, deren Charakter vorübergehend ist, während diese bei exogenen Psychosen oder Schizophrenien auch in ruhigen und besonnenen Zuständen persistieren.

Dissoziative Symptome

Wie man Abbildung 1 entnehmen kann, treten bei Hochstresszuständen auch dissoziative Symptome auf. Bei BPS treten Dissoziationen entweder aufgrund einer komorbiden PTBS oder stressassoziiert auf, auch wenn keine komorbide PTBS vorhanden ist. Bei Hochstress sind Dissoziationen mit einer reduzierten Amygdala-Aktivität assoziiert. Manche Dissoziationen werden aversiv erlebt, z. B. als Kontrollverlust und Hilflosigkeit, dann werden häufig Selbstverletzungen dazu genutzt, um sie zu unterbrechen. Ähnlich wie Selbstverletzungen können Dissoziationen aber auch Hochstresszustände abmildern: Sie werden durch die Entlastung von einem aversiven Zustand zum Verstärker (Konditionierung), sodass sie automatisiert bei negativen Emotionen auftreten. Dissoziative Zustände treten in Form von Trance-ähnlich eingeengter Aufmerksamkeit, Derealisation und Depersonalisation bei der Mehrzahl der Patienten im stationären Kontext auf (Sipos & Schweiger, 2003). Da sie die Therapie erheblich behindern können, sollten sie sorgfältig exploriert und bei der Behandlung berücksichtigt werden.

Selbstschädigende Verhaltensmuster

Selbstschädigende Verhaltensmuster sind häufig Anlass für die Aufnahme einer stationären Behandlung bzw. verhindern die Entlassung aus der psychiatrischen Klinik. Sie sind als nicht suizidale absichtliche Selbstverletzungen (NSSV; Nitkowski & Petermann, 2010) zu betrachten. Dazu gehören in erster Linie oberflächliche (teils auch tiefe) Schnittverletzungen oder Ritzen, mit einer Tendenz, sich auf den ganzen Körper auszuweiten, sowie Verätzen oder Anschlagen, meist mit dem Kopf gegen Wände und Boden. Selbstverletzungen finden sich bei 70 bis 80 % aller Patienten mit BPS (Bohus, 2019). Weitere häufige NSSV zeigt Tabelle 2.

In letzter Zeit scheint das Verschlucken gefährlicher, scharfer Gegenstände zuzunehmen. Ein Großteil der Selbstverletzungen tritt im Kontext von emotionaler Anspannung auf. Über die verschiedensten Mechanismen scheinen NSSV zu einer emotionalen Entspannung und Beruhigung zu führen. In neurobiologischen Studien zeigt sich ein besonders deutlich stressreduzierender Effekt durch Haut- oder Gewebezerstörung, der bei Borderline-Patienten und im Hochstress – im Gegensatz zu gesunden Probanden – selektiv auftritt. Dieser Effekt erstreckt sich auf die subjektive Erfahrung sowie auf psychophysiologische Funktionen, senkt die Amygdala-Aktivität und erhöht die funktionelle Konnektivität (vgl. Reitz et al., 2015). Die Schmerzapplikation vermindert die Amygdala-Aktivität und führt dazu, dass die Amygdalae danach besser durch den präfrontalen Cortex kontrolliert werden (Niedtfeld et al., 2010). Klinisch wird in Hochspannungszuständen der Verletzungsschmerz nicht wahrgenommen und tritt erst später ein. Nach wenigen Minuten wird häufig ein Gefühl von Entspannung, Entlastung, Ruhe und

Tabelle 2: NSSV – Selbstverletzungsmethoden und geschädigte Körperstellen (vgl. Nitkowski & Petermann, 2010)

Selbstverletzungsmethode	%	Lokalisation der Verletzung am Körper	%
Schneiden/Ritzen	61,8	Arm/Handgelenke	64,3
Kratzen/Kneifen	42,7	Hand/Finger	45,0
Beißen	29,4	Beine	36,9
Stechen	27,6	Kopf/Hals/Gesicht	26,4
An-/Selbstschlagen	26,5	Bauch	25,5
Abheilungsstörung	25,6	Unterleib/Genitalien	15,6
Verbrennen/Verbrühen	22,0	Brust	15,2

sogar Geborgenheit berichtet. Ähnliche Wirkungen scheinen auch andere Hochrisikoverhaltensweisen aufzuweisen. Neben dem Rasen mit dem Auto (manchmal auch sog. „Geisterfahrer") und gefährlichen Kletteraktionen kommt es zu gesundheitlichem Risikoverhalten, wie z. B. ungeschütztem promiskuitiven Verhalten oder Balancieren auf Bahngleisen.

Ein anderer Effekt von NSSV ist die Unterbrechung von dissoziativen Zuständen oder aversiver innerer Leere. Eine weitere Funktion kann bei starkem Selbsthass in einer Selbstbestrafung bestehen, um sich von Scham- und Schuldgefühlen zu befreien. Emotionsdysregulationen und Hochstress sind meist aversiv. Verhaltenstherapeutisch betrachtet ist die Entlastung von etwas Aversivem ein negativer Verstärker. Wenn ein positives Gefühl wie Euphorie oder wohlige Ruhe zusätzlich damit gekoppelt sind, kommt somit eine positive Verstärkung hinzu. Bei ca. 20 % der Patienten soll es neben der oben genannten Entlastung und Ruhe sogar zu einer bedeutsamen Stimmungsaufhellung mit verbesserten kognitiven Funktionen kommen (Bohus, 2019). Insofern ist es nicht verwunderlich, dass bei einigen Betroffenen die NSSV einen suchtartigen Charakter bekommen.

Hintergrund für zunehmende und immer gefährlichere NSSV können auch soziale Faktoren sein. Deren Bedeutung wird zwar von Behandlern, Betreuern und Angehörigen gegenüber den oben erwähnten intrapsychischen Funktionen überschätzt (Bohus, 2019), man sollte sich jedoch zumindest bewusst sein, dass Selbstverletzungen Aufmerksamkeit erzeugen und so die NSSV verstärken können: So kann es unter BPS-Patienten Wettbewerbe geben, die besonders im stationären Setting oder auch in entsprechenden Internetforen ausgetragen werden. Die Selbstverletzung kann eine dysfunktional-heroische Komponente bekommen, indem es beispielsweise in Foren möglich ist, zu zeigen, wie riskant man sich verletzt hat. „Digital self-harm“ wird ein sich ausbreitendes selbstverletzendes Verhalten genannt, bei dem Jugendliche anonym gemeine, bloßstellende Dinge über sich selbst in das Internet stellen (Plener et al., 2018).

Identitätsprobleme

Zu der Borderline-typischen Identitätsproblematik gehören eine verzerrte Wahrnehmung von sich selbst und dem eigenen Körper, das Gefühl innerer Leere und Fragmentierung sowie eine ausgeprägte Unsicherheit in Bezug auf die eigene Identität, verbunden mit einer mangelnden Konsistenz der Identität (d.h. das Gefühl sich dauernd zu ändern, abhängig von der Meinung anderer; Bohus, 2019). Die Suche nach Zugehörigkeit führt zum Anschluss an wechselnde Bezugspersonen oder -gruppen, womit sich das eigene Selbstbild, Ziele und Planungen abrupt und wenig begründet verändern können. Dazu gesellen sich bei der BPS extrem ausgeprägte Grundannahmen, nicht liebenswert, verachtenswert oder schlecht zu sein, alleine nicht überleben zu können und die Erwartung, von anderen zurückgewiesen und durch andere in unerträglicher Form verlassen zu werden. Die Auswirkungen auf die Gestaltung zwischenmenschlicher Beziehungen sind naturgemäß immens. Betroffene schwanken meist zwischen dem Selbstschutz, nahe zwischenmenschliche Beziehungen zu meiden, oder sie entwickeln eine hohe Abhängigkeit zu anderen mit der Angst vor Ablehnung oder Trennung. Das sich hieraus ergebende Hin und Her, stark interpretierend als „Idealisierung versus Entwertung“ oder „Agieren“ bezeichnet, führt häufig zu Überforderungsreaktionen der Bezugspersonen und zu Ergebnissen wie Trennung oder Zurückweisung, wodurch wiederum die dysfunktionalen Überzeugungen bestätigt werden. Auch auf psychiatrischen Stationen, in denen Patienten mit BPS betreut werden, kommt es zu dieser Form der zwischenmenschlichen Dynamik.

Interpersonelle Wahrnehmungsverzerrung

Ein verzerrtes Erleben und Verarbeiten sozialer Interaktionen wurde in den letzten Jahren Forschungsgegenstand und wird zunehmend als weiteres Kernsymptom der BPS betrachtet. Für den täglichen Umgang ist es hilfreich, zu wissen, dass BPS-Patienten prosoziale Interaktionen als ausgrenzend interpretieren können. So lässt sich eine eigene ärgerliche Reaktion besser kontrollieren, wenn man sich nach einer wohlmeinenden Zuwendung attackiert fühlt. Im Unterschied zu gesunden Kontrollen:

- interpretieren sie neutrale Emotionen als bedeutsam aversiver (Dyck et al., 2009),
- interpretieren sie freundliche Interaktionen häufiger als ausgrenzend (Berenson et al., 2011),

- bewerten sie zwischenmenschliche Interaktion negativer und schreiben anderen Menschen negativere Eigenschaften zu (Barnow et al., 2009),
- führt bei ihnen wahrgenommene Zurückweisung schnell zu heftigen Wutreaktionen (Berenson et al., 2011).

Dass eine gesteigerte Amygdala-Aktivität nicht nur auf aversive emotionale Reize, sondern auch auf neutrale Gesichtsausdrücke berichtet wurde, verweist auf eine Schwierigkeit, soziale Reize angemessen zu selektieren (Herpertz et al., 2001; Fiedler & Herpertz, 2016). Zusätzlich bestehen bei Borderline-Patienten ausgeprägte Schwierigkeiten, positive soziale Signale zu erkennen und entsprechend zu verarbeiten (Liebke et al., 2018). Das Ausmaß kognitiver Verzerrungen kann in diesem Bereich auch außerhalb emotionaler Anspannung Ähnlichkeiten zu kognitiven Verarbeitungsstrategien schizophrener Patienten aufweisen im Vergleich zu Gesunden (Moritz et al., 2011). Die Angst vor einer möglichen Zurückweisung zeigte sich in einer Studie statistisch bei BPS noch stärker als bei Patienten mit sozialer Phobie (Staebler et al., 2011). Es ist daher nicht schwer nachzuvollziehen, dass bei BPS-Patienten eine sehr häufige und ausgeprägte Erwartungshaltung darin besteht, von anderen abgewertet oder zurückgewiesen zu werden. Dass sie deswegen häufig unkooperativ und misstrauisch wirken, ist evident und sollte nicht zu ärgerlichen Gegenreaktionen oder Interpretationen von „Agieren“ führen.

Suizidalität

Suizidgedanken sind definitorischer Bestandteil des Krankheitsbildes BPS. Suizidgedanken haben bei der BPS – im Gegensatz zur Schizophrenie oder Depression – meist eine Entlastungsfunktion von Situationen oder Gefühlen (Bohus, 2019). Auch hier stellt der Entlastungseffekt einen Verstärker dar und kann so zu automatisiertem Auftreten führen. In Hochstressphasen können die Suizidgedanken als von außen kommend, z. B. Stimmen, empfunden werden. *Suizidversuche* stellen neben NSSV einen häufigen stationären Aufnahmeanlass dar (40 % bei Bohus, 2007). Je nach Kollektiv findet sich bei 7 bis 10 % ein *vollendeter Suizid* (Skodol et al., 2002b). Bohus (2019) berichtet über eine Suizidrate unter 1 % in einem eigenen Kollektiv 16 Jahre nach Abschluss einer Behandlung nach DBT. Risikoerhöhend wirken komorbide Störungen wie Depression, Sucht, PTBS. Demgegenüber liegt die Zahl der Suizidversuche bei 66 % (Bohus, 2007). Eine Befragung von Schülern zeigte, dass ca. 8 % der 15-jährigen Mädchen mindestens einen Suizidversuch hinter sich haben (Brunner et al., 2007). Insgesamt ist schwer zu sagen, wie viele der Suizidversuche auf die Störung an sich zurückgehen und wie viele durch custodiale Verstärkung, durch unspezifische psychiatrisch-therapeutische Behandlungsmaßnahmen im Sinne von Zuwendung, Aufmerksamkeit oder Zwangsmaßnahmen auftreten.

1.5 Verlauf

Die ersten Auffälligkeiten einer BPS treten in der frühen Adoleszenz auf und nehmen bis etwa dem 25. Lebensjahr zu (Winograd et al., 2008). Dann soll die Symptomatik wieder abnehmen, hier liegen allerdings unterschiedliche Befunde vor. Nach Zanarini et al. (2003) soll eine bedeutsame Symptomreduktion auftreten, da über zwei Drittel einer Stichprobe von Patienten nach sechs Jahren die Kriterien für eine BPS nicht mehr erfüllten. Die Stichprobe wurde allerdings aus US-amerikanischen Mittel- und Oberschichtsangehörigen rekrutiert (Stiglmayr & Gunia, 2017). Die Mehrheit der Patienten ist trotz des Nachlassens der Symptomatik der BPS durch persistierende komorbide Störungen (z. B. rezidivierende depressive Störung, Alkoholabhängigkeit) erheblich eingeschränkt und erfüllt dann im höheren Alter eher die Kriterien einer Cluster C- oder A-Störung (Sipos & Schweiger, 2003). Viele finden in späteren Lebensjahren eine soziale „Nische", in der sie mit ihren Besonderheiten überleben können und daher Symptome nicht mehr so auffällig werden (Bohus, persönliche Mitteilung, DGPPN, 09.10.2017). Während es sich bei den genannten Beispielen um unbehandelte Menschen handelte, erscheinen die Daten aus der Berliner Borderline-Studie prognostisch günstig, in der nach einem Jahr DBT-Behandlung nur noch 23 % der eingeschlossenen Patienten die Kriterien einer BPS erfüllten (Stiglmayr et al., 2014).

1.6 Epidemiologie und Behandlungsprävalenz

Bei der BPS besteht ein besonders ausgeprägter Unterschied zwischen der epidemiologischen Prävalenz (z. B. der Punktprävalenz) und der Behandlungsprävalenz. Anders ausgedrückt, in Behandlungseinrichtungen werden im Vergleich zu anderen psychischen Störungen anteilig viel mehr Patienten mit einer BPS behandelt als dies angesichts der Prävalenz in der Bevölkerung zu erwarten wäre. Nach den verfügbaren Daten befinden sich laut Coid et al. (2006) ca. 50 %, nach Torgersen et al. (2001) sogar ca. 80 % aller Menschen mit einer BPS in irgendeiner, meist störungsunspezifischen, psychiatrischen, psychotherapeutischen oder sonstigen Behandlung. Diese Zahlen stammen allerdings aus England und Norwegen. Hochgerechnet auf Deutschland wird daraus auf einen Versorgungsbedarf von knapp 500.000 erwachsenen Patienten geschlossen (vgl. Bohus, 2007).

Da weibliche Patienten häufiger psychiatrische und psychotherapeutische Behandlung aufsuchen, wurde vermutet, dass Frauen häufiger von einer Borderline-Störung betroffen seien. Das Geschlechterverhältnis gilt jedoch in etwa als ausgeglichen. Als Erkrankungsalter wird frühe Adoleszenz bis ca. zum 45. Lebensjahr angegeben (nach Bohus & Lieb, 2019).

Die Punktprävalenz für Borderline-Störungen wird in der Allgemeinbevölkerung bei 0,7 % bis 1,8 % (im Selbstrating bei 1,4 %) geschätzt, die Lebenszeitprävalenz soll 3,6 bis 6 % betragen (Bohus, 2007; Trull et al., 2010; Übersicht bei Lieb et al., 2004). Daten aus den USA und Großbritannien gehen ebenfalls von 0,7 bis 1,6 % Betroffenen in der erwachsenen Bevölkerung aus (Coid et al., 2006; Lenzenweger et al., 2007). Für Deutschland wurde die Prävalenz in einer älteren Studie mit 1,1 % angegeben (Maier et al., 1992). Eine neue Metaanalyse geht von einer globalen gepoolten Prävalenz von 1,8 % aus (Winsper et al., 2020). Demgegenüber finden sich in allgemeinpsychiatrischer Behandlung hohe Behandlungsprävalenzen zwischen 7 % und 27 % in Abhängigkeit vom Behandlungssetting und der Untersuchungsmethodik. In einer großen (n = 360) ambulanten Querschnittstichprobe einer psychiatrischen Versorgungsambulanz in den USA fanden sich mittels einer aufwändigen Diagnostik (Screening-Fragebogen plus einstündiges Interview) knapp 23 % (Korzekwa et al., 2008). Bis zu 20 % aller Frauen und bis zu 10 % aller Männer, die in eine stationäre psychiatrische Behandlung aufgenommen wurden, wiesen in einer deutschen Studie eine BPS auf (Sipos & Schweiger, 2003).

Die BPS ist mit hohem individuellem Leiden und verstärktem Hilfesuch-Verhalten (Chanen & McCutcheon, 2013) sowie auffälligen Symptomen wie Selbstverletzungen, Suizidversuchen und hoher Komorbidität verbunden. Die Diskrepanz zwischen der Punktprävalenz für BPS in der Bevölkerung und der „Ballung“ von Patienten mit einer BPS in der niederschwelligen stationären Psychiatrie verweist auf eine Funktion der Psychiatrie als „Auffangbecken“ für Betroffene. Gründe dafür werden im Kapitel 2 dargestellt.

Zudem fehlen innerhalb der stationären Psychiatrie Versorgungsbausteine, die die Lücke vom „Auffangen“ auf unspezialisierten allgemeinpsychiatrischen Kriseninterventionsstationen hin zu spezialisierten Psychotherapieangeboten schließen können. Wären sie vorhanden, würden mehr BPS-Patienten in eine störungsspezifische Behandlung gelangen, könnte man die stationäre (v. a. störungs*un*spezifische) Behandlungsprävalenz senken und es so mehr Menschen mit schweren Borderline-Störungen ermöglichen, wirksame störungsspezifische Therapieprogramme zu erhalten. Neben einer Verbesserung der ambulanten Versorgung der BPS sollen die Behandlungspfade, die in diesem Buch beschrieben werden, dazu beitragen, diese Lücke zu schließen.

2 Besonderheiten der Versorgungssituation und Krankheitskosten von Borderline-Patienten in Deutschland

Die Behandlungsmöglichkeiten und die Versorgungssituation von Menschen mit BPS erscheinen angesichts ihres Leidensdruckes, der resultierenden Belastung für die Betroffenen, für Angehörige und für das Versorgungssystem sowie der Kosten der Störung kontraintuitiv unzureichend (vgl. Bohus, 2007). Die Realität der Versorgung wird aktuell so eingeschätzt, dass eine störungsspezifische und evidenzbasierte Therapie nur für etwa jeden Tausendesten BPS-Patienten verfügbar ist (Stiglmayr & Gunia, 2017). Das vorliegende Buch setzt hier an: Es will für die Behandlung von Borderline-Patienten, die *außerhalb* der elektiven Teilnahme an störungsspezifischen Therapieprogrammen zur Versorgung kommen, Behandlungspfade vorstellen, mit deren Hilfe diese Betroffenen schließlich für die Teilnahme an einem störungsspezifischen Therapieprogramm befähigt werden sollen und gleichzeitig Bereiche, in denen sie fehlalloziert sind, entlasten. In diesem Kapitel wird dargestellt, warum sich die Notwendigkeit für dieses Vorgehen ergibt.

Positiv kann festgestellt werden, dass Patienten mit BPS, zumindest bei leichter Symptomatik und hohem Funktionsniveau, mittlerweile Chancen auf eine wirksame Psychotherapie haben, v.a. wenn sie größere Entfernungen zum Behandlungsort sowie Wartezeiten in Kauf nehmen. Je schwieriger, krisenhafter und komorbider die Symptomatik eines Patienten ist, desto geringer ist die Wahrscheinlichkeit, in eine evidenzbasierte störungsspezifische psychotherapeutische Behandlung zu kommen und diese erfolgreich zu durchlaufen; und umso höher ist für diese Patienten die Wahrscheinlichkeit, eine unspezifische Krisenintervention auf allgemeinpsychiatrischen Stationen zu erhalten. Die Behandler auf diesen Stationen sind für den Umgang mit der speziellen Störungsdynamik von Menschen mit BPS nicht ausgebildet, was dazu führen kann, dass sie falsche Verstärker setzen bzw. dysfunktionale Verhaltensmuster und Grundannahmen verstärken und so ungewollt zu einer Chronifizierung des Verhaltens von Borderline-Patienten beitragen können. Auch „schwierige", krisenhafte Verläufe und eine hohe Anzahl an komorbiden Störungen sind typische Merkmale der BPS. Insofern werden im Folgenden zunächst die Besonderheiten der Versorgungssituation von Patienten mit BPS beschrieben und dann auf die Gruppe der schwer zu versorgenden Patienten eingegangen.

2.1 Versorgungssituation von Borderline-Störungen

Eine Besonderheit liegt in der historischen Entwicklung des Störungskonzeptes bzw. der Diagnose BPS. Im Gegensatz zu anderen häufigen und teils schweren psychischen Störungen mit hoher Inanspruchnahme von Versorgungseinrichtungen, für die mittlerweile vergleichsweise gut etablierte Versorgungskonzepte existieren, ist die Borderline-Störung noch eine „junge“ Diagnose. Wenn man bedenkt, dass das Konzept der „Schizophrenie“ beispielsweise bereits seit 1911 (Bleuler, 1911) bekannt ist, die Katatonie und Depression seit dem 19. Jahrhundert definiert sind, wird der Unterschied verständlich. Die große Psychiatriereform am Ende des letzten Jahrhunderts hat sich stark an diesen Krankheitsbildern, speziell der Schizophrenie, bzw. an der Verbesserung der Versorgung Schizophrener, orientiert (Häfner, 2017). Es wurden umfassende gemeindepsychiatrische Strukturen aufgebaut, die sich vorrangig an den Bedürfnissen schizophrener Menschen orientierten und zu einer enormen Verkürzung der klinischen Verweildauer führten. Ähnliches gilt für Depressionen und Angststörungen, für den großen Bereich der Suchterkrankungen und für weitere Störungsgruppen, die im Rahmen der ambulanten Psychotherapie behandelt werden. Demgegenüber existierte für die BPS lange Zeit weder ein allgemein anerkanntes Krankheitskonzept noch eine Therapie. Während der Begriff an sich aus den 1930er Jahren stammt (Stern, 1938) und eher einen „Grenzbereich“ zwischen Neurose, Psychose und Charakterstörung (Rohde-Dachser, 1979) als eine eigenständige Krankheitseinheit meinte, begannen erst ab Ende der 1960er Jahre Otto F. Kernberg mit Arbeiten zur Borderline-Persönlichkeitsorganisation (Kernberg, 1967) und seit den 1970er Jahren Rohde-Dachser in dieser Tradition in Deutschland mit therapeutischen Ansätzen (Rohde-Dachser, 1979). Eine selbst von einer BPS Betroffene, Marsha Linehan, entwickelte in den 1980er Jahren die DBT, zunächst mit einem Schwerpunkt für chronische Suizidalität (Linehan, 1987). Sie verwies auch als erste auf eine tiefgreifende Störung der Emotionsregulation als einen der zentralen Mechanismen bei der Entstehung und Aufrechterhaltung der BPS (Linehan et al., 1991). Dadurch, dass sie selbst an einer BPS litt, hatte sie ein gutes Gespür dafür, was für betroffene Patienten hilfreich ist. Ihr umfassendes Konzept für die Behandlung der BPS wurde erst seit den 1990er Jahren bekannter (Linehan, 1993a, 1993b), in dieser Zeit galt die Psychiatriereform in Deutschland bereits als weitgehend umgesetzt. Noch in den frühen neunziger Jahren war die Diagnose Borderline-Störung umstritten, galt bei einer Gruppe von Therapeuten eher als Traumastörung, bei einer anderen Gruppe eher als Sammelbecken für diagnostisch und/oder therapeutisch schwierige Patienten (Dulz & Herpertz, 2007). Dies bedeutet, dass noch vor 20 Jahren, in einer Zeit, in der ein Großteil heute aktiver Psychiater und Psychotherapeuten studierte oder ausgebildet wurde, wenig vom aktuellen Stand der Forschung über die Störung und deren Behandelbarkeit bekannt war.

Erst als vermehrt empirische Studien zu Symptomatik, Diagnostik, neurobiologischen Grundlagen, Verlauf und Therapie der Störung publiziert wurden, entwickelte sich ein Krankheitskonzept, das heute von Psychiatern und Psychotherapeuten unterschiedlicher therapeutischer Ausrichtung gleichermaßen anerkannt wird. Dieser Entwicklung ist es zu verdanken, dass Borderline-Patienten von „störenden Borderlinern ohne Behandlungsmöglichkeit“ über „Patienten für wenige abgehobene Spezialisten“ zu „besonders spannenden Patienten mit vergleichsweise guter Prognose“ wurden (Dulz & Herpertz, 2007) – jedenfalls diejenigen Borderline-Patienten mit einem vergleichsweise hohen Funktionsniveau, wenn sie denn Behandlung erhalten. Die Borderline-Störung hat somit spät eine angemessene und breitere Aufmerksamkeit erhalten. Obwohl mittlerweile anerkannte, evidenzbasierte Therapien für die BPS vorliegen (vgl. Herpertz et al., 2009), fehlen im aktuellen Versorgungsystem langfristige und kontinuierlich angelegte, strukturierte Behandlungsangebote, die Kriseninterventionen, ambulante und stationäre Settings integrieren, fast vollständig (Schindler et al., 2016).

Eine weitere Besonderheit der Versorgungssituation liegt in der qualitativen und quantitativen Struktur der vorhandenen Angebote. Einen Überblick über die Struktur der Angebote zu geben, ist bis dato nur lückenhaft möglich: Eine Umfrage an Kliniken im Jahr 2009 erzielte einen Rücklauf bei den Antworten von lediglich 26 %. Die Kliniken, die antworteten, behandelten fast alle BPS-Patienten. Krisenaufnahmen erfolgten schwerpunktmäßig in psychiatrischen (96 %) versus psychosomatischen (30 %) Kliniken. Im Vergleich zu früheren Untersuchungen zeigte sich in der – wahrscheinlich selektiven – Stichprobe eine zunehmende Verbreitung von DBT-Behandlungsangeboten, gleichzeitig waren Spezialstationen für BPS die Ausnahme (Jacob et al., 2009). In einer deutschlandweiten Erfassung stationärer und tagesklinischer DBT-Versorgung von Patienten mit BPS für das Jahr 2011 fanden Richter und Kollegen (2014) hochgerechnet ca. 700 vollstationäre und tagesklinische DBT-Behandlungsplätze für etwa 3.000 Patienten mit BPS, was einem Verhältnis von einem DBT-Platz zu 191 Patienten pro Jahr entsprach. Spezialisierte ambulante Behandlungsplätze gab es noch erheblich seltener als stationäre. Zu dieser ambulanten Versorgungslücke kam eine mittlere Wartezeit auf einen Therapieplatz von knapp 15 Wochen. Nur knapp 5 % der Einrichtungen hatten spezielle Vertragsvereinbarungen mit Krankenkassen bzgl. der Übernahme höherer Kosten für eine angemessene störungsspezifische Behandlung (Richter et al., 2014).

Um Missverständnissen bzgl. der Wartezeit vorzubeugen: Eine Wartezeit *nach* erfolgter Krisenintervention, Diagnostik und Commitmentarbeit mit der Perspektive auf ein störungsspezifisches Therapieangebot und einem fest vereinbarten Datum für den Beginn der Therapie, vielleicht noch nach einem guten Erstgespräch und einer somit dem Patienten bekannten Therapeuten, kann zielführend sein, um den Erfolg einer störungsspezifischen Behandlung, wie z. B. eines DBT-

Programms, zu sichern. Ein solches Vorgehen kann sogar Belastungen oder erste Symptome reduzieren. Gar keine störungsspezifische Behandlung ist jedoch keine gute Lösung.

Psychiatrische Institutsambulanzen (PIA) stellen gerade bei schwer psychisch erkrankten Patienten eine wichtige Schnittstelle zwischen stationären und ambulanten Angeboten dar, jedoch liegen unseres Wissens nach hierzu bisher keine Zahlen vor. Die Finanzierungspauschale der PIAs setzt der Behandlung schwer kranker, betreuungsintensiver Patienten zudem Grenzen (vgl. Schindler et al., 2016).

Im niedergelassenen Bereich nimmt der Anteil störungsspezifisch ausgebildeter Psychiater und Psychotherapeuten zwar langsam zu, es besteht jedoch immer noch ein erheblicher Mangel an störungsspezifisch ausgebildeten Therapeuten. Eine Umfrage bei Psychotherapeuten aus dem Jahr 2009 zeigt ein wenig ermutigendes Bild. So war die Bereitschaft, maximal ein bis zwei BPS-Patienten zu behandeln, nur bei ca. 60 % der befragten Therapeuten vorhanden, knapp ein Viertel behandelte grundsätzlich keine BPS, die Quote an störungsspezifischer Ausbildung lag bei etwa 3 % (Jobst et al., 2010). Die wenigen Therapeuten mit Schwerpunkt Persönlichkeitsstörungen, die Patienten mit einer BPS behandelten, nutzten fast doppelt so viel Supervision wie Therapeuten ohne Schwerpunkt und besuchten signifikant mehr Weiterbildungsveranstaltungen. In einer zusätzlichen Befragung von BPS-Patienten gab jeder vierte Patient an, von Therapeuten im Vorfeld „abgelehnt" worden zu sein (Jobst et al., 2010). Die dargestellte Situation unterstreicht, warum Borderline-Patienten, die – z. B. aufgrund der Ausprägung ihrer Störung – nicht in der Lage sind, störungskompetente Therapieangebote zu identifizieren, gezielt aufzusuchen und dann motiviert auf einen freigewordenen Platz zu warten, in anderen Angeboten „landen". Hierbei spielt aufgrund der krankheitstypischen häufigen Krisen die Psychiatrie eine zentrale Rolle. Es scheint also so zu sein, dass in den vergangenen Jahren störungsspezifische Therapieansätze eine gewisse, aber keine *große* Zahl niedergelassene Kollegen im Sinne eines attraktiven Weiterbildungsangebotes angesprochen haben, zugleich kann erwartet werden, dass deren Zahl in der Zukunft weiter zunehmen wird (Jacob et al., 2009; Jobst et al., 2010).

Eine „One method fits all patients"-Haltung, die die enorme Heterogenität von BPS-Patienten vernachlässigt, gilt heutzutage nicht mehr als angemessen (Livesley, 2017; Heßler & Fiedler, 2019). Als hilfreicher gelten zunehmend patientenfokussierte, auf die individuellen Bedürfnisse zugeschnittene Ansätze (Arolt, 2018; Livesley, 2017; Heßler & Fiedler, 2019; Brakemeier & Herpertz, 2019). Es zeigt sich jedoch auch im Hinblick auf die Behandlung von BPS, dass Therapeuten ihrer ursprünglichen Schulenausbildung stark verbunden bleiben. In der Studie von Jobst und Mitarbeitern (2010) empfahlen analytisch ausgebildete Therapeuten im Regelfall analytische Verfahren, Verhaltenstherapeuten, wenn auch in geringerem

Ausmaß, kognitive Verhaltenstherapie. Die störungsspezifischen Therapien wurden, wenn überhaupt, ebenfalls nach „ihrer Herkunft“ empfohlen, Analytiker rieten zu Übertragungsfokussierter Therapie nach Kernberg (Yeomans et al., 2017; Kernberg, 1967), Verhaltenstherapeuten zu DBT. Im Sinne einer Passung zwischen individuellem Patienten und Therapieform wären Empfehlungen losgelöst der eigenen Schulenzugehörigkeit optimaler.

Bei der Behandlung von Menschen mit schweren Persönlichkeitsstörungen wie BPS wird schulenübergreifend eine Kooperation und Aufgabenverteilung zwischen Einzel- und Gruppensetting sowie die Entlastung der Einzeltherapeuten empfohlen (Gunderson, 2016). Diese Empfehlung war den befragten Therapeuten in der oben erwähnten Studie noch nicht hinreichend bekannt. Durchweg hilfreich erschien allen Befragten eine enge Zusammenarbeit mit psychiatrischen Kollegen oder Kliniken. Die bisherigen stationären Behandlungsangebote sind jedoch mit wenigen Ausnahmen regional nicht vernetzt, was vor allem am Fehlen von regionalen ambulanten Borderline-Netzwerken und einer ausreichend hohen Anzahl an störungsspezifisch ausgebildeten Therapeuten liegt.

Es hat sich gezeigt, dass ambulante Netzwerke, wie etwa das „Darmstädter Netzwerk“, sowohl effektiv als auch effizient arbeiten können (Gunia, 2007; Gunia et al., 2000). Hierbei handelt es sich um Zusammenschlüsse von niedergelassenen Psychotherapeuten, die Einzeltherapie und Skills-Gruppen nach DBT anbieten und sich einer regelmäßigen Supervision unterziehen (Bohus, 2007). Die Abbruchquoten bei solchen Therapeuten lagen mit 12 % weit unter den Abruchquoten unspezifischer Therapien (50 %), die stationären Aufnahmen reduzierten sich auf durchschnittlich 3,5 Tage im Jahr und die Therapieergebnisse waren den störungsspezifischen stationären DBT-Behandlungen gleichwertig bis überlegen (Bohus, 2007; Gunia, 2007; Gunia et al., 2000). Solche Netzwerke stellen gleichwohl bislang eine Ausnahme dar. Nur die wenigsten haben eine Vereinbarung mit den Krankenkassen der Region, wie z. B. das Darmstädter Netzwerk (Gunia, 2007). Ein integriertes Versorgungsprojekt (IV) gibt es nach unserem Wissen bislang nur in Hamburg, obwohl diese Versorgungsform den dargestellten Erfordernissen von BPS-Patienten sehr entgegenkommt (Schindler et al., 2016, zudem verweisen wir auf Krog et al., 2021).

Weitere Projekte mit dem Label „IV“ sehen die gleichen Autoren bzgl. hinreichender Strukturen sehr kritisch (Schindler et al., 2016).

Die bundesweite Realität der Versorgung sieht aktuell so aus, dass störungsspezifische und evidenzbasierte Therapie für BPS-Patienten hochschwellig und kaum verfügbar ist (Stiglmayr & Gunia, 2017). Stationäre Aufnahmen sind im Vergleich zu ambulanten und teilstationären Angeboten hingegen niederschwellig und bei geäußerter Suizidalität oder nach einem Suizidversuch unmittelbar möglich. Durch Mechanismen des Gesundheitssystems bzw. durch die Hinzuziehung von Polizei oder Notarzt erfolgen stationäre Aufnahmen sogar gegen den Willen der

Patienten (Steinert et al., 2014). So werden zahlreiche BPS-Patienten in ein Setting aufgenommen, das auf sie meistens weder eingestellt noch für sie geeignet ist (Jerschke et al., 1998; Bohus, 2007). Die Psychiatrie bekommt die Funktion eines Auffangbeckens, ohne störungskompetente Angebote für genau diese Patienten vorzuhalten.

2.2 Krankheitskosten

Die Behandlung von BPS geht mit hohen direkten und indirekten Kosten einher und gehört unter allen psychischen und somatischen Störungen zu den kostenintensiven. Direkte Kosten entstehen vor allem durch den hohen Anteil stationärer und teilstationärer Aufenthalte (Wagner et al., 2014). Letztere werden insbesondere durch häufig auftretende, akute emotionale Krisen bedingt, oft mit Suizidalität und selbstverletzendem Verhalten einhergehend. Aufgrund des Mangels an adäquaten ambulanten und störungsspezifisch stationären Psychotherapieangeboten, führen die Krisen immer wieder zu klinischen Notfallversorgungen oder lang andauernden stationären Behandlungen (Bohus, 2007). Der Großteil der stationären Behandlungskosten der Borderline-Störung entsteht also aufgrund wiederholter stationärer Aufnahmen. Jerschke et al. (1998) zeigten, dass die Wahrscheinlichkeit, im Folgejahr nach einer *unspezifischen* stationären psychiatrisch/psychotherapeutischen Behandlung erneut stationär aufgenommen zu werden, bei 80 % liegt, und dies über einen Zeitraum von mindestens zehn Jahren in Folge.

So berichteten BPS-Patienten, die um psychiatrische Behandlung auf einer spezialisierten Borderline-Station baten, durchschnittlich 1,3 Hospitalisierungen mit über 60 stationären Behandlungstagen pro Jahr (Bohus, 2007). In älteren stationären Psychotherapiestudien zu Borderline-Störungen aus dem deutschsprachigen Raum (Bohus et al., 2004; Kröger et al., 2006) fanden sich zum Aufnahmezeitpunkt ebenfalls mittlere stationäre Verweildauern von ca. 60 Tagen pro Jahr vor Beginn der Therapie. Anlässe für die stationäre Behandlung waren in 40 % der Fälle Suizidalität, in 12 % Selbstverletzungen ohne suizidale Absicht, in 11 % Alkohol- und Drogenprobleme und in jeweils 6 % der Fälle Depressionen oder Ängste. In etwa 20 % der Fälle erfolgte die stationäre Aufnahme durch Zwangseinweisung und in etwa 50 % der Fälle wurde die stationäre Behandlung entweder seitens der Patienten (20 %) oder von Behandlerseite (30 %) vorzeitig abgebrochen. Bezüglich der Kosten wurde unter Berücksichtigung populationsbasierter Daten aus Großbritannien (Coid et al., 2006) von Bohus (2007) modellhaft angenommen, dass etwa 50 % der Betroffenen, also 242.000 Patienten psychiatrische Hilfe in Anspruch nimmt. Dies würde circa 14,5 Millionen stationäre Behandlungstage pro Jahr ergeben. Wenn ein durchschnittlicher Pflegesatz von 240 Euro zugrunde gelegt wird, würden sich jährliche stationäre Behandlungskosten für Borderline-Patienten von 3,5 Milliarden Euro ergeben, etwa 15 % der Gesamtkosten, die für psychische und Verhaltensstörungen in der BRD ausgegeben werden (nach Bohus, 2007). Wurden die Krankheitskosten noch 2007 auf etwa insgesamt ca. 4 Milliarden Euro pro Jahr geschätzt (Bohus, 2007), kam eine Schätzung 2017 auf fünf Milliarden Euro an direkten Kosten und sogar 7,5 Milliarden Euro inklusive indirekter Kosten (Stiglmayr & Gunia, 2017). Damit verbrauchen Patienten mit BPS einen bedeutsamen Teil der Gesamtkosten stationärer Behandlungen. Es wird angenommen, dass ein Großteil der direkten Kosten auf inadäquate bzw. nicht störungsspezifische Behandlungen zurückzuführen ist (Bohus, 2007; Stiglmayr & Gunia, 2017).

Trotz dieser erheblichen Kostenschätzungen sind bisher nur zwei Studien verfügbar, die die direkten Krankheitskosten im deutschsprachigen Raum untersuchen. Jerschke und Mitarbeiter (1998) fanden anhand einer Stichprobe von 45 BPS-Patienten, die konsekutiv, also nicht selektiert, auf einer DBT-Station einer psychiatrischen Universitätsklinik behandelt wurden, bezogen auf die Jahre 1995 bis 1997 durchschnittliche direkte Kosten von ca. 13.800 Euro in dem Jahr vor dem stationären Aufenthalt. Die Patienten waren im Mittel durchschnittlich bereits 7,7 Jahre in Behandlung und hatten fünf stationäre Langzeitbehandlungen mit durchschnittlichen Liegezeiten von 63 Tagen gehabt. Wagner und Mitarbeiter (2014) fanden in ihrer Untersuchung, dass im Jahr vor einer DBT-Behandlung die durchschnittliche stationäre Behandlungszeit bei 47 Tagen lag und die durchschnittlichen Kosten für die stationäre und teilstationäre Behandlung bei 13.121 Euro. Für die Niederlande wurden jährliche Kosten von 21.120 Euro ermittelt (Van Asselt et al., 2007), für Großbritannien Kosten von 38.771 Euro (Bateman & Fonagy, 2003). Höher sind die Krankheitskosten von Patienten mit einer Schizophrenie, die zwischen 42.099 und 52.374 Euro liegen (Konnopka et al., 2007).

Aus empirischen Studien zum Inanspruchnahmeverhalten von Versorgungseinrichtungen ist darüber hinaus bekannt, dass BPS-Patienten neben psychiatrischen-psychotherapeutischen stationären Einrichtungen auch in einem stärkeren Ausmaß ambulante psychotherapeutische und pharmakologische Behandlungen in Anspruch nehmen als Patienten mit einer Major Depression und Patienten mit anderen Persönlichkeitsstörungen (Bender et al., 2001; Zanarini, Frankenburg et al., 2001; Zanarini, John et al., 2001). Neben psychiatrischer und psychotherapeutischer Behandlung nehmen Patienten mit BPS in hohem Maß ein breites Spektrum somatisch-medizinischer sowie gemeindepsychiatrischer Angebote in Anspruch (Wagner et al., 2014). Borderline-Patienten klagen zudem signifikant häufiger als Gesunde über somatische Beschwerden und weisen häufiger Kontakte zu somatischen Ärzten auf (Bohus, 2007). In allgemeinmedizinischen Praxen stellen sie für allgemeinärztliche Behandler eine Herausforderung dar (Chanen & McCutcheon, 2013). Diese Angaben decken sich mit den Auswertungen der Langzeitstudien von Frankenburg und Zanarini (2004), die ebenfalls angeben, dass Borderline-Patienten ein signifikant höheres Risiko für somatische Erkrankungen haben als Gesunde. Laut persönlichen Mitteilungen von M. Zanarini (unveröffentlicht, zitiert nach Bohus, 2007), sollen in den USA bei über 45-jährigen Borderline-Patienten die medizinischen Kosten (insbesondere im Fachgebiet Orthopädie) die psychiatrischen Krankheitskosten übertreffen.

Indirekte Kosten entstehen in erster Linie durch die krankheitsbedingte Erwerbsunfähigkeit. Die BPS hat oftmals erhebliche negative Effekte auf die berufliche Funktionsfähigkeit, es gibt allerdings unter den Betroffenen auch eine hochfunktionale Subgruppe (Coid et al., 2009; Skodol et al., 2002a).

Für Krankheitskosten und Wirtschaftlichkeit von Behandlungsstrategien ist es daher von hoher Bedeutung, stationäre oder teilstationäre Krankheitskosten der BPS durch bestimmte Psychotherapien mittel- bis langfristig zu reduzieren. In diesem Kontext ist eine Studie von Relevanz, die die direkten und indirekten Kosten in einem ambulanten Behandlungssetting vor und nach einer DBT-Behandlung und nach einem Jahr Follow-up bei 33 BPS-Patienten inklusive Ressourcenverbrauch und Inanspruchnahme von Gesundheitsleistungen berechnete. Dabei zeigten sich deutliche Kostensenkungen während des Jahres, in dem die DBT-Behandlung stattfand, und erhebliche Kostenreduktionen im Folgejahr nach Ende der Behandlung jeweils gegenüber dem Jahr vor Beginn der Behandlung (Wagner et al., 2014). Ein Großteil der Einsparungen ergab sich aus der reduzierten Inanspruchnahme stationärer Versorgung. Durch den vermehrten Einsatz störungsspezifischer Therapie (z. B. DBT) und der damit verbundenen Verringerung der stationären Behandlungstage (Stoffers et al., 2012) ist das bedeutsamste Potenzial zur Erhöhung der Wirtschaftlichkeit im stationären Sektor gegeben, da dieser die höchsten Krankheitskosten bei der Versorgung von BPS verursacht (Wagner et al., 2014). In einer Längsschnittstudie über vier Jahre, in der Patienten mit DBT unter Routineversorgungsbedingungen behandelt wurden, zeigte sich nach einem Jahr bereits eine Reduzierung der Anzahl an Selbstverletzungen. Zudem erfüllten 77 % der Patienten nicht mehr die Diagnosekriterien für eine BPS (Stiglmayr et al., 2014). Auch in älteren Studien zeigte sich in spezialisierten Zentren unter DBT-Behandlung etwa bei der Hälfte der Patienten eine klinisch signifikante Verbesserung, die auch im weiteren Verlauf stabil zu bleiben schien und sich in einer Halbierung der stationären Behandlungstage niederschlug (Kröger et al., 2006). Follow-up-Untersuchungen zeigten, dass nur etwa 40 % der behandelten Patienten im weiteren Verlauf erneut stationäre Behandlung aufsuchten (Kröger et al., 2006).

Wenn es also gelingen würde, mehr Patienten mit einer Borderline-Störung als bisher in eine störungsspezifische effektive Therapie, wie z. B. ein DBT-Programm, zu bringen, könnte dies zu einer bedeutsamen Kostenreduktion führen, was aus volkswirtschaftlicher Sicht sowie aus der Perspektive der Kostenträger sinnvoll wäre.

2.3 Die „ideale" Versorgung von Menschen mit Borderline-Störungen

Da unspezifische Therapieangebote und die Behandlung auf allgemeinpsychiatrischen Stationen die dysfunktionalen Verhaltensmuster und Grundannahmen von Patienten mit BPS verstärken und die Anzahl der Wiederaufnahmen erhöhen können (Jerschke et al., 1998; Bohus, 2007), empfehlen die S2-Leitlinien eine manualisierte störungsspezifische Psychotherapie, wie z.B. die DBT (Evidenzgrad Stufe Ia) oder andere störungsspezifische Verfahren, als Therapie der Wahl für BPS. In der Versorgungsrealität braucht es für die Behandlung von Patienten mit einer BPS daher nicht nur deutlich mehr störungsspezifisch ausgebildete Therapeuten (Jobst et al., 2010), sie sollten sich zudem idealerweise auch in Netzwerken zusammenschließen und in enger Kooperation mit störungsspezifisch kompetenten, stationären Einrichtungen zusammenarbeiten, falls eine zeitlich begrenzte Krisenintervention notwendig ist bzw. zur Behandlung von BPS-Patienten mit schwerer BPS-Symptomausprägung und schwerwiegenden Komorbiditäten (Gunia et al., 2010). Für die schwer kranken BPS-Patienten mit niedrigem Funktionsniveau sollten innerhalb eines solchen Netzwerkes auch Angebote aus dem Bereich der Gemeindepsychiatrie und Arbeitsrehabilitation vorhanden sein. Abbildung 2

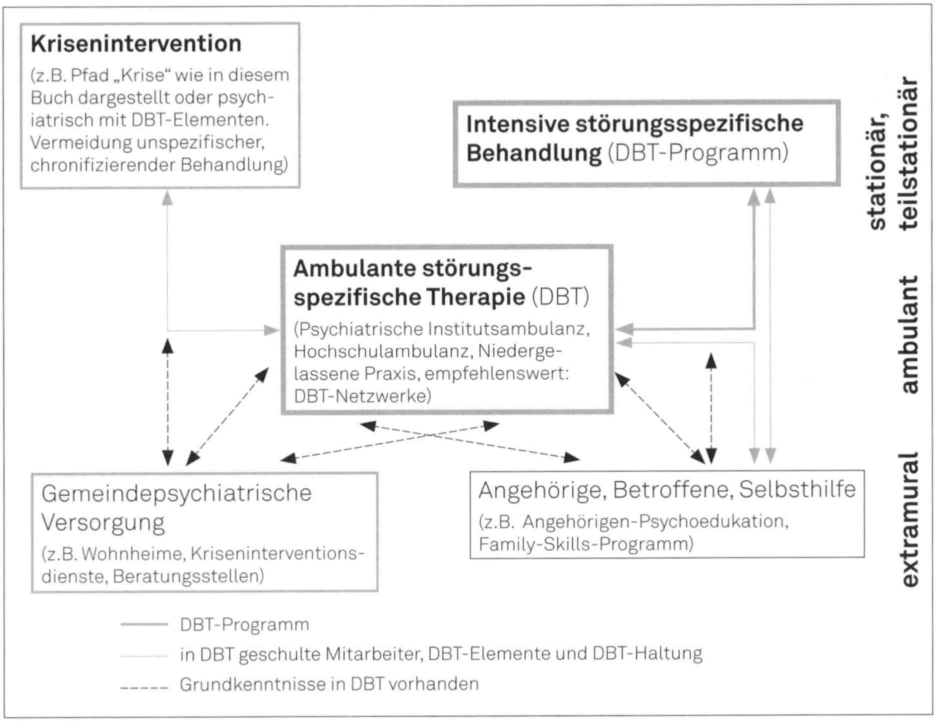

Abbildung 2: Optimale Versorgung der Borderline-Störung am Beispiel DBT

skizziert ein Modell für eine störungsbezogene und leitlinienkonforme regionale Versorgung von BPS-Patienten, in die auch die Angehörigen und gemeindepsychiatrischen Einrichtungen, die Menschen mit BPS betreuen, einbezogen sind.

In einer optimalen Versorgungsstruktur nimmt die *ambulante störungsspezifische Therapie* quantitativ den weitaus größten Raum ein. *Stationäre Krisenintervention* sollte selten und zeitlich begrenzt sein, *stationäre störungsspezifische Behandlungsprogramme* wie das DBT-Programm sollten unter idealen Bedingungen nur für diejenigen Patienten in Frage kommen, für die aufgrund der Schwere der Erkrankung oder dem Vorhandensein komorbider Störungen eine ambulante Therapie nicht ausreichend ist. Auch in der Gemeindepsychiatrie sollten DBT-Elemente und die spezifische DBT-Haltung zur Vermeidung von Chronifizierung eingesetzt werden. Eine optimale Versorgungsstruktur sollte auch Psychoedukations- und Selbsthilfeangebote für Angehörige und Betroffene umfassen (z.B. Family-Skills-Programm, Borderline-Trialog).

Es besteht kein Mangel an gut evaluierten ambulanten Behandlungsprogrammen, die sich auf alle skizzierten Versorgungssektoren erstrecken könnten. DBT ist beispielsweise auch im stationären und teilstationären Bereich etabliert und regionale Netzwerke, wie oben beschrieben, könnten folgerichtig modellhaft für die Versorgung in Deutschland angesehen werden. Wie dargestellt, könnte sich also der Aufgabenbereich der stationären Behandlung auf der Basis einer modularen störungsspezifischen Therapie wie der DBT in enger Kooperation mit den ambulanten Netzwerken zum einen auf Krisenintervention und zum anderen auf die Therapie komplexer komorbider Störungen (Sucht, Trauma, Zwangsstörungen) beschränken. Die Umsetzung solcher Modelle beruht bislang jedoch weitgehend auf dem Engagement und Enthusiasmus einiger Therapeuten. Versuche, solche Modelle im Rahmen von integrierter Versorgung aufzubauen, waren bislang meist an der Ablehnung der Finanzierung durch die zuständigen Kassen gescheitert (Bohus, 2007). Erfreulicherweise gibt es jetzt das erwähnte IV-Projekt aus Hamburg (Krog et al., 2021).

2.4 Die reale Versorgung von Menschen mit Borderline-Störung

Während viele Behandler erkannt haben, dass bei Patienten mit einer Borderline-Störung eine störungsspezifische Psychotherapie indiziert ist und bereits 2007 an 32 psychiatrischen Kliniken störungsspezifische Behandlungseinheiten, die nach den Grundlagen der DBT arbeiten, etabliert waren (Bohus, 2007), fehlt die oben skizzierte Entwicklung im außerstationären Bereich weitgehend. In den bisher existierenden Behandlungseinheiten bestehen in der Regel lange Wartezeiten, was für Patienten mit vielen Krisen, für suizidale Patienten mit schweren Selbstverletzungen oder akuten psychosozialen Problemen nicht zu tolerieren ist und zu den oben genannten inadäquaten Verhältnissen („Auffangbecken") beiträgt. Letztlich bedarf es der Bereitschaft zur freiwilligen Fortbildung, d.h. zusätzliches zeitliches und finanzielles Engagement von Therapeuten, das im derzeitigen Versorgungssystem nicht honoriert wird. Im Vergleich zur Normalpopulation geben BPS-Patienten signifikant häufiger Erfahrungen von körperlicher Gewalt, sexueller Gewalt sowie Gewalt bei der Arbeit, finanzielle Probleme, Obdachlosigkeit und Kontakt mit dem Jugendamt an, also eine Vielzahl von akuten Problembereichen, die außerhalb des psychotherapeutischen Versorgungsbereiches liegen (Bohus, 2007; Bohus & Lieb, 2019). Für die Wirksamkeit einer störungsspezifischen ambulanten Behandlung der Borderline-Störung ist es oft erforderlich, die dyadisch organisierte Psychotherapie durch eine Kooperation mit Sozialarbeitern, mit Ärzten, die für die Pharmakotherapie verantwortlich sind, und mit Behandlern in stationären oder teilstationären Einheiten zu ergänzen – dies wird ebenfalls nicht finanziert. Auch erfordert die ambulante Behandlung ein höheres Maß an persönlichem Einsatz des Therapeuten, z.B. in Form von Telefoncoaching und regelmäßiger Supervision, was auch nicht finanziert wird. Unter diesen Umständen ist es nicht erstaunlich, dass Borderline-Patienten kaum adäquate ambulante Behandlungsangebote finden, daher in die stationären Versorgungszentren drängen und dadurch die skizzierten immensen Kosten aufgeworfen werden.

Besonders dramatisch ist die aktuelle Situation in Bezug auf Versorgungsstrukturen für Borderline-Patienten mit akuten Krisen bei sehr niedrigem Funktionsniveau und interpersonell regelhaft herausfordernden Verhaltensweisen. In etwa einem Drittel der Fälle erfüllen die BPS-Patienten die Kriterien einer „schweren psychischen Erkrankung" (Delespaul et al., 2013; Schindler et al., 2016). Eine Subgruppe solcher Patienten erweist sich in vielerlei Hinsicht als „schwierig", sie sind durch eine übermäßige Inanspruchnahme von Leistungen, massive Interaktionsprobleme mit professionellen Mitarbeitern und Mitpatienten und eine hohe Komorbiditätsrate charakterisiert (Weig, 2009). In einer Kohorte von sog. „Systemsprengern" fanden Freyberger et al. (2008) fast zur Hälfte Patienten mit Persönlichkeitsstörungen – ein substanzieller Teil davon hatte die Diagnose BPS – mit einem Übergang in dissoziale Verhaltensweisen. Solche Patienten erfüllen üblicherweise die Behandlungsbedingungen störungsspezifisch spezialisierter Psychotherapieprogramme nicht, „sprengen" oft unspezifische Therapieangebote, wie z.B. auf allgemeinpsychiatrischen Akutstationen, und entwickeln sich häufig zu „Drehtür"-Patienten. Es ist daher nicht verwunderlich, dass es mittlerweile ein speziell für den forensischen Bereich zugeschnittenes DBT-Programm (DBT-F) gibt. Ein stringentes, auf solche Patienten zugeschnittenes Kontingenzmanagement, welches in Kooperation mit den zuständigen regionalen Institutionen – vom sozialpsychiatrischen Dienst über die Polizei, ggf. Amtsrichter (und bei ausgeprägter Dissozialität auch Staatsanwaltschaft) bis hin zu ggf. beschützten Heimeinrichtungen – umgesetzt wird, hat sich in unserer Erfahrung als sehr hilfreich erwiesen. Es kann jedoch auch nicht die fehlenden therapeutischen Strukturen für solche Patienten ersetzen.

2.5 Fazit: Notwendigkeit zusätzlicher Behandlungsbausteine

Solange sich die beschriebene Situation nicht grundlegend ändert, bleibt das psychiatrische stationäre Setting durch seine Niederschwelligkeit fast überall Auffangbecken für Patienten mit BPS, Krisen und Probleme aller Art. Es bietet gleichzeitig viele dysfunktionale Kontingenzen. Akute Suizidalität macht eine vollstationäre Überwachung, im Zweifelsfall noch in Überwachungszimmern, durch das neue BGB-Urteil regelhaft mit Eins-zu-eins-Betreuung, nötig. Patienten lernen, dass jede Art von Suizidalität und Gefährdung zur „Vermittlung von Sicherheit und Schutz" (Steinert et al., 2014) führt, was teils nötig sein mag, gleichzeitig aber viel Aufmerksamkeit und Zuwendung für Menschen bedeutet, bei denen das Gefühl grenzenloser Einsamkeit zentrales Symptom ihrer Störung ist. Die Psychiatrie bekommt so einen appetitiven Charakter, anstatt therapeutische Veränderungen zu induzieren.[5] Resultat: Es wird ein Anreiz für weitere Aufnahmen und weiteres dysfunktionales Verhalten und lange stationäre Verweildauern geschaffen.

Vor diesem Hintergrund ergibt sich zusammenfassend folgendes Szenario: Menschen mit einer BPS weisen aufgrund ihrer Häufigkeit in der stationären Psychiatrie, ihres krisenhaften mit starkem Leidensdruck verbundenen Verlaufs und hoher Komorbidität einen intensiven und spezialisierten Versorgungsbedarf auf. Sie kommen angesichts mangelnder störungsspezifischer Behandlungsangebote überwiegend in unangemessene Therapieangebote, wodurch die ausgeprägten Kosten erhöht und eine Chronifizierung ihrer Störung verstärkt werden. Evidenzbasierte Therapien wie DBT könnten einem Großteil der Patienten helfen und die Kosten deutlich senken, fehlen aber flächendeckend.

Patientinnen mit BPS suchen meist erst in einer akuten Krisensituation, und dann notfallmäßig, psychiatrische Kliniken auf. Selbst wenn es dort störungsbezogene Psychotherapieangebote geben sollte, bringen sie die Voraussetzungen für eine elektive stationäre Psychotherapie in der akuten Krise nicht mit, sondern werden oft aufgrund von Selbstgefährdung auf eine Akutstation (Schindler et al., 2016), bei Suchtproblemen auf eine Suchtstation oder in andere Bereiche aufgenommen. Je weniger diese Stationen auf die interaktionellen Eigenheiten von BPS-Patienten eingestellt sind, desto wahrscheinlicher kommt es zu einer weiteren Eskalation, bestenfalls zu einer Stabilisierung und Entlassung ohne weitergehende Behandlungsperspektive – und das Szenario wiederholt sich in der nächsten Krise. In diesem Teufelskreis kann kaum therapeutisch gearbeitet werden (vgl. Schindler et al., 2016).

5 Um Missverständnissen vorzubeugen: Psychiatrie sollte keinen aversiven Charakter in Form einer unfreundlichen oder restriktiven Atmosphäre haben. Aber wenn es auf einer Station in der psychiatrischen Einrichtung angenehmer ist als im alltäglichen Leben, wo Eigenverantwortung und Selbstständigkeit gefordert wird, hat dies Folgen für das Verhalten von Patienten mit BPS.

Für die Teilnahme an einem wirksamen störungsspezifischen Behandlungsprogramm, wie z. B. einer DBT-Behandlung, ist erforderlich, dass Patienten eine Motivation für die Therapie, ein Commitment für die Aufrechterhaltung des Behandlungsprozesses sowie ein hinreichendes Durchhaltevermögen aufweisen. Zudem müssen sie dazu bereit sein, einen Non-Suizidvertrag abzuschließen und umzusetzen. Das Gleiche gilt meist für die Teilnahme an Netzwerken und IV-Projekten. Genau diese Voraussetzungen sind bei den oben beschriebenen Patienten oft nicht vorhanden. Es fehlt bisher an einem Konzept für Patienten mit einer BPS, die noch nicht therapiemotiviert und DBT-fähig sind. Das in diesem Band vorgestellte Konzept stellt eine Möglichkeit dar, wie eine erfolgreiche Psychotherapie auch unter den oben skizzierten Umständen bei dieser Patientengruppe gelingen kann.

3 Psychotherapeutische Behandlung der Borderline-Störung

Bei der Behandlung der BPS wird insgesamt eine Vielzahl von Psychotherapiemethoden angewendet. Im ambulanten Bereich und bei hochfunktionalen Patienten sind viele, besonders die störungsspezifischen, Methoden durchführbar und wirksam. Sowohl in der verhaltenstherapeutischen Psychotherapie als auch bei den Vertretern tiefenpsychologisch orientierter Therapieschulen besteht Einigkeit darüber, dass sich eine Psychotherapie für Borderline-Patienten an hierarchisch strukturierten Zielen orientieren soll, die in Abhängigkeit vom Gefährdungsgrad der vorherrschenden Verhaltensweisen aufgestellt werden (Herpertz et al., 2017) und einer rein schulenorientierten Psychotherapie überlegen sind (Herpertz et al., 2009; Gunderson, 2016). Diese Kriterien erfüllen vier Behandlungsformen:

1. Die Dialektisch-Behaviorale Therapie (DBT) wurde schulenübergreifend, vorwiegend kognitiv-verhaltenstherapeutisch orientiert, entwickelt. Sie fokussiert Achtsamkeit, Akzeptanz, Weisheit, kognitive Distanzierung und v. a. Emotionsregulation, dialektische Beziehungsgestaltung, Skills zur Unterstützung, Behandlung im Team (für eine genauere Darstellung vgl. Behandlungspfad „DBT“ im Kapitel 6.8).
2. Die kognitiv-verhaltenstherapeutische Schematherapie (ST) wendet ergänzend psychodynamische Konzepte sowie andere etablierte Verfahren an. Es werden mithilfe eines Schema- und Modusmodells in der Kindheit und Adoleszenz entwickelte Schemata aufgedeckt. Patienten lernen in einer therapeutischen Beziehung, diese zu erkennen, zu benennen und zu revidieren.
3. Die Mentalisierungsbasierte Therapie (MBT) zielt auf die Verbesserung der Fähigkeit, eigenes Verhalten und das anderer zu reflektieren, zu verstehen und korrekt zu interpretieren.
4. Die Übertragungsfokussierte Psychotherapie (*Transference-focused Psychotherapy,* TFP) kommt aus einer psychoanalytisch-psychodynamischen Tradition, hat zum Ziel, unbewusst wirksame Objektbeziehungen bewusst zu machen, intrapsychische Objektrepräsentanzen zu optimieren und auf diesem Wege den Realitätsbezug zu verbessern.

Auf Basis der bisher verfügbaren Wirksamkeitsstudien werden für alle vier bekannten Verfahren ungefähr gleiche Effektstärken in Studien beschrieben. Die belastbarste Evidenz besteht für DBT, danach MBT, unterschiedliche Evidenzen bestehen für psychodynamische Verfahren (Herpertz et al., 2017; Herpertz et al., 2009; Stoffers et al., 2012; Cristea et al., 2017).

3.1 Die Behandlungsbedingungen in der Psychiatrie

In der Psychiatrie, v. a. im Akut- und Kriseninterventionsbereich, bestehen bezüglich Psychotherapie besondere Herausforderungen:

- Psychiatrische Patienten, speziell Patienten mit BPS, sind oft schwer krank, leiden häufig unter komorbiden Störungen, haben multiple finanzielle und soziale Probleme und werden deshalb in multiprofessionellen Teams unterschiedlicher Ausbildung behandelt. Daher ist für die psychiatrische Versorgung bedeutsam, dass unterschiedlich ausgebildeten Mitarbeitergruppen ein Versorgungskonzept vermittelt und verständlich gemacht werden kann.
- Statt der ambulant üblichen exklusiven Dyade „Therapeut – Patient" bedarf es im psychiatrischen Setting neben einer guten Therapeut-Patient-Beziehung auch der Umsetzbarkeit, Praktikabilität und der Klarheit bei der Verteilung der Aufgaben innerhalb der angewandten Methode bei allen Mitgliedern der multiprofessionellen Teams.
- Massive emotionale Anspannung, impulsives Verhalten und Wahrnehmungsverzerrungen bei starken Affekten, Hochstress, lebensgefährliche Selbstverletzungen und Suizidalität aufseiten der Patienten gehören zum Behandlungsverlauf und stellen im Gegensatz zu ambulanten Psychotherapien kein Ausschlusskriterium dar. Die Psychiatrie kann Patienten nirgendwohin „verlegen". Die aufgezählten Symptome dürfen nicht automatisch zu einer Unterbrechung der Therapie führen. Es bedarf eines Verfahrens, das diese Symptome in den therapuetischen Gesamtkontext integriert und stark auf die Emotionsregulation fokussiert, um so Patienten und Behandlern Handlungsmöglichkeiten aufzuzeigen, die hilfreiche Reaktionen in Situationen der Anspannung ermöglichen.
- Psychiatrische Kliniken sind ein Auffangbecken für Patienten mit den genannten Symptomen und haben zudem eine (durch den Gesetzgeber bestimmte) Sicherungsfunktion für Menschen, die im Rahmen einer psychischen Störung eine Selbst- und Fremdgefährdung aufweisen. Die gleichen Mitarbeiter, die sensibel und empathisch mit traumatisierten, ängstlichen oder depressiven Menschen umgehen, müssen sich im nächsten Moment hoch aggressiven, teils drogenintoxikierten oder dissozialen Patienten zuwenden und diese in ihren Stationsalltag integrieren, ohne dass andere Patienten beeinträchtigt werden oder Übergriffe auf Patienten oder Personal erfolgen. Dies ist für alle Beteiligten belastend, kann zu Konflikten zwischen Patienten und innerhalb der Teams führen, zu emotionalen Belastungsreaktionen oder einem Ringen um das richtige Vorgehen. Ein therapeutisches Konzept sollte auch eine angemessene Haltung und funktionale Grundregeln des Verhaltens beinhalten, auf die alle gleichermaßen zurückgreifen können (Franz, 2019).

- Die genannte hohe Komorbidität stellt eine weitere Herausforderung dar. Die Begrenzung zeitlicher und personeller Ressourcen in unserem Gesundheitssystem lässt keine Durchführung beliebig vieler verfahrensbasierter oder störungsspezifischer Psychotherapien für jede einzelne komorbide Störung im Rahmen einer psychiatrischen Behandlung zu. Den gegebenen Verhältnissen in psychiatrischen Kliniken kommt insofern eine manualisierte Therapieform aus einzelnen Bausteinen entgegen. Ein modulares Vorgehen wird aus klinischer und pragmatischer Sicht als vorteilhaft für eine stärkere Personalisierung und Effizienzsteigerung von Therapie angesehen (Herpertz, 2017). Während eine derartige „modulare Psychotherapie" als eigenständige Strategie noch nicht hinreichend evidenzbasiert ist, werden manualisierte Verfahren, die sich durch ihren modularen Aufbau und hohe Praktikabilität anbieten, in der Praxis bereits kombiniert, z. B. in Skills-Gruppen (vgl. Franz et al., 2020).

Jenseits aller Wirksamkeitsstudien ist somit für die Psychiatrie, v. a. für die Versorgungspsychiatrie mit ihren schwer kranken multimorbiden Patienten und multiprofessionellen Teams, *Evidenzbasierung* nur ein Kriterium von weiteren Kriterien, um ein Behandlungskonzept zu etablieren, z. B.:
- *Anwendbarkeit* in der Praxis und *Praktikabilität* auch bei Personen, die an einer schweren psychischen Erkrankung leiden,
- *Verstehbarkeit* für Personal und Patienten,
- *Umsetzbarkeit* auch für bildungsferne Patienten (*Sprache* so einfach wie möglich),
- *Passung* für verschiedene Mitarbeiter multiprofessioneller Teams, die unterschiedliche Ausbildungen absolviert haben und bei denen ein großer Teil im Dreischichtsystem arbeitet,
- *Kombinierbarkeit* mit anderen Verfahren,
- *Fokussierung* auf das gefährlichste dysfunktionale Verhalten und *Hierarchisierung* der Behandlung nach Gefährlichkeit und Schweregrad aller auftretenden dysfunktionalen Verhaltensweisen innerhalb ein und derselben Methode.

3.2 Gründe für die Entscheidung zur Nutzung der DBT

In der Zusammenschau der verschiedenen Kriterien erschien uns die DBT bzgl. Evidenz, Praktikabilität und Verstehbarkeit für verschiedene Professionen, des Einsatzes in verschiedenen psychiatrischen Settings, der Anwendung bei komorbiden und schwer kranken Patienten bzw. der Verfügbarkeit evidenzbasierter Weiterentwicklungen für komorbide Störungen im Vergleich zu den anderen genannten Verfahren am besten geeignet. In der Versorgungsrealität, wie z. B. der großflächigen Implementierung von DBT in Irland, zeigten sich Anwendbarkeit und Verbesserungen in Symptomen und Suizidalität, vergleichbar mit den Effekten kontrollierter Studien (Franz, 2019). Die Präferenz für DBT im Kontext dieses Buches bedeutet keine Abwertung der anderen Verfahren, sondern eine Rücksichtnahme auf die Bedarfe der Akutpsychiatrie.

In der Akut- und Versorgungspsychiatrie spricht unserer Einschätzung nach bislang mehr für ein DBT-basiertes Vorgehen als für andere Verfahren, und zwar aus folgenden Gründen:

- Robusteste Evidenz,
- viele Studien im stationären, teilstationären und ambulanten Rahmen,
- getestet gegen rigorosere Kontrollbedingungen im Vergleich zu Evidenzstudien anderer Verfahren,
- „Real-world studies" (Einschlusskriterien NSSV; Sucht und Psychosen keine Ausschlusskriterien),
- Dismantling Studies geben Hinweise, welche Module zentral sind (z. B. Skills-Training),
- Struktur: klare Regeln für die verschiedenen professionellen Berufsgruppen und Betroffene,
- alle Settings und Professionen sind in die Behandlung integriert (Pflegepersonal und Therapeuten),
- hilfreich, um das „störungstypische Chaos" (M. Micol-Grösch, persönl. Mitteilung, DGPPN-Kongress Berlin, 25.11.2015) im Alltag zu vermindern und einen Rahmen für therapeutisches Lernen herzustellen,
- Kombination mit Traumatherapie und anderen Verfahren in Studien und Praxis erfolgreich.

Wegen der hohen Komorbidität mit PTBS und der hohen Dissoziationsneigung schwer kranker BPS-Patienten sollten andere Methoden, wie z. B. Traumaexposition, in das Verfahren integriert oder integrierbar sein. Dies ist bei DBT der Fall, beispielhaft zu nennen ist hier der Einsatz von Skills zur Emotionsregulation sowohl für die BPS selbst als auch für dissoziative Zustände (antidissoziative Skills), die damit frühzeitig durchbrochen werden können.

DBT ist in Form von störungsbezogenen Spezialstationen für BPS bisher in psychiatrischen Kliniken in Deutschland mehr verbreitet als andere Verfahren, was grundsätzlich für eine hohe Akzeptanz des Verfahrens spricht, trotz aller – oft teils leidenschaftlich ausgetragener – Auseinandersetzungen zwischen den verschiedenen Therapieschulen. Es existieren mittlerweile verschiedene Weiterentwicklungen der DBT für verschiedenen Störungsbilder, die auch für den Einsatz in psychiatrischen Kliniken relevant sind. Tabelle 3 fasst die Weiterentwicklungen zusammen (nach Burmeister et al., 2014).

Weiterhin existieren Programme für Kinder (DBT-C; Perepletchikova et al., 2011), Angehörige (innerhalb von DBT-A; von Auer et al., 2015), für Familien (DBT-Family Skills; Hoffmann et al., 1999) und für die Behandlung in der Forensik (DBT-F).

Tabelle 3: Überblick über DBT-Weiterentwicklungen (nach Burmeister et al., 2014)

DBT-Weiterentwicklungen		Evidenzgrad für Wirksamkeit
Standard-DBT	S2 Leitlinie – Behandlung von Persönlichkeitsstörungen: „Methode der Wahl bei Borderline-Störung“	Stufe 1a
	Cochrane Review: Wirksamkeit verschiedener Verfahren bei BPS (Stoffers et al., 2012)	DBT als einzige Methode auswertbar
DBT-ACES	*Ausbildung oder 1. Arbeitsmarkt:* Prä: 10 %/11 %, Post: 70 %/71 % (USA: Comtois et al., 2010; BRD: Burmeister et al., 2013)	3
DBT-A	*Selbstverletzende Adoleszente* (Rathus & Miller, 2002; Fleischhaker et al., 2006)	2b
DBT-PTBS/PE	*Komorbide PTBS:* 1 stationäre Prä-Post-Studie + 1 RCT; Abbruchrate 5 %; 1 RCT gegen. Cognitive Processing Therapy	Effektstärke 1,35
DBT-S	*Komorbide Suchtstörungen:* Mehrere RCT's. (Daig, Bermpohl & Kienast 2011)	2a
DBT-ADHS	*Komorbide ADHS:* Pilotstudie, RCT, Multicenterstudie (Hesslinger et al., 2002; Philipsen et al., 2007)	2a
DBT-E	*Komorbide Essstörungen:* 4 RCT's aus 2 Arbeitsgruppen (Telch, Agras & Linehan, 2001; Safer, Telch & Agras, 2001; Safer, Robinson & Jo, 2010; Salbach-Andrae et al., 2009)	1b

Anmerkungen: RCT = Randomized Controlled Trial; PE = Prolonged Exposure; ACES = Accepting the Challenges of Exiting the System

In der Summe sind die Effektstärken der DBT in den Studien nicht größer, wiewohl es mehr Studien gibt als für andere Verfahren, aber aufgrund der vielen, hier aufgezählten Merkmale, kommt die DBT den Bedarfen der Psychiatrie deutlich mehr entgegen als die anderen Verfahren das tun.

3.3 Nutzung der DBT in der Psychiatrie: eine Entwicklungsperspektive

Die DBT gehört zusammen mit der „Acceptance and Commitment Therapy" (Hayes et al., 2004) und anderen Therapieansätzen zur sogenannten „Dritten Welle" der Verhaltenstherapie. Solche Verfahren verwenden zum einen klassische verhaltenstherapeutische Techniken wie Verhaltensaufbau und Exposition sowie kognitive Therapietechniken. Sie betonen aber auch achtsamkeitsbasierte Strategien wie Akzeptanz, Weisheit, kognitive Distanzierung sowie Dialektik und schöpfen damit aus philosophischen und spirituellen Traditionen. Alle genannten Therapien sind im Vergleich zu traditionellen Formen von Verhaltenstherapie mehr kontextorientiert und weniger mechanistisch (Sipos & Schweiger, 2003). Sie haben in der Psychotherapie und Psychiatrie in der letzten Dekade großes Interesse hervorgerufen. In Studien zeigen sie oft keine stärkeren Effekte als klassische Formen der KVT. Der Mehrwert von Verfahren der „Dritten Welle" zeigt sich dementsprechend in Wirksamkeitsstudien nicht – analog zur Psychopharmakotherapie, bei der neue „Wellen" oder „Generationen" (z. B. von Antidepressiva) bezüglich der *Wirksamkeit* auch kaum eine Überlegenheit gegenüber alten Substanzen zeigen konnten (Voderholzer, 2019). Gleichwohl haben die Neuentwicklungen im Bereich der Psychopharmakotherapie – und hier insbesondere neue „atypische" Neuroleptika oder „Antipsychotika der zweiten Generation" – zu einer anderen Anwendungskultur beigetragen, die die Atmosphäre und das Gesicht der Psychiatrie verändert haben, was sicherlich im Rahmen einer umfassenderen Veränderung geschah, zugleich aufgrund besserer Anwendbarkeit und Verträglichkeit.

So ähnlich sehen wir das auch bei den Verfahren der „Dritten Welle" und der DBT. Es gibt verschiedene Elemente, die zum gegenwärtigen Zeitpunkt zu einer Erweiterung des Repertoires der Akutpsychiatrie beitragen können. Durch die Art und Weise der „Aufbereitung" der DBT ist ein leichterer Transfer in die Psychiatrie-Praxis möglich. Hier zeigt sich auch ein Unterschied zu einer Expertise in klassischer KVT und den spezifischen KVT-Techniken, die zwar schon lange bekannt sind, aber an deren Umsetzung es in der Psychiatrie immer noch mangelt. Der Transfer evidenzbasierten psychotherapeutischen Wissens und die Verfügbarkeit angemessener Psychotherapie bleiben in der Psychiatrie eine große Herausforderung. Insofern ist unsere Hoffnung, dass DBT, die ja viele Elemente der KVT und anderer Verfahren enthält, in der nächsten Zeit etwas dazu beitragen kann (vgl. Franz, 2019).

4 Tipps zur Psychopharmakotherapie

Es gibt derzeit kein zugelassenes Medikament zur Behandlung der Borderline-Störung und deren Symptome wie Spannungszuständen oder NSSV. Wegen der wenigen vorliegenden Studien und der limitierten Evidenz empfehlen die britischen NICE Guidelines überhaupt keine medikamentöse Behandlung der BPS (Stoffers & Lieb, 2015). Gleichzeitig sieht die klinische Realität so aus, dass die meisten Patienten Medikamente erhalten (Bohus, 2019; Stoffers & Lieb, 2015) und regelhalft mit hohen Dosen verschiedenster Pharmaka zur Aufnahme kommen.

Dies liegt zum einen an der beschriebenen besonderen Versorgungssituation. Mangels einer störungsbezogen angemessenen ambulanten Versorgung kommen viele Borderline-Patienten in akuten Krisen entweder in die psychiatrische Notaufnahme oder gehen zu einem niedergelassenen Psychiater. „Psychiater versuchen die drängendste Not ihrer Patienten ‚abzupuffern'" (Bohus, 2019, S. 104), bisweilen wirken die dazu eingesetzten Medikamente auch kurzfristig. Da sie aber nicht kausal oder verändernd auf die Mechanismen der Borderline-Störung selbst wirken und die Grundstörung weder kurz- noch längerfristig beeinflussen (Stoffers et al., 2010), kommt es bei fehlender gleichzeitiger Psychotherapie bald zu weiteren Problemen. Aus Sorge vor der dramatischen Symptomatik der BPS-Patienten, vor Suizidalität oder aus Mitgefühl wegen ihres erheblichen subjektiven Leidens werden oft weitere Psychopharmaka angesetzt, ohne die zuvor eingenommenen Medikamente zu reduzieren. Wir sehen in unseren Kliniken oft medikamentöse Kombinationen, die eher an therapieresistente schizophrene Patienten oder die früheren sog. Langzeitpatienten erinnern, als an eine Störung, die prinzipiell gut auf angemessene Psychotherapie anspricht. Nicht selten sehen wir Substanzen aus vielen Stoffgruppen der Psychopharmakologie bei Patientinnen um die 30 Jahre, die zudem mit Übergewicht und beginnendem metabolischen Syndrom zur Aufnahme kommen: Neuroleptikum, Antidepressivum, Benzodiazepin, Mood-Stabilizer. In den Fallbeispielen in Kapitel 7 wird ein solcher Fall beschrieben.

Während die BPS an sich durch Medikamente nicht verändert wird, können einzelne psychopathologische Symptome vorübergehend, wenn die Not es gebietet, durch Medikamente gelindert werden. Auch zur Reduktion von Vulnerabilitätsfaktoren können sie vorübergehend beitragen. Hier ist die Behandlung von Schlafstörungen besonders bedeutsam. Unserer Erfahrung nach reduzierten sich in Krisenbehandlungen Selbstverletzungen, Dissoziationen und Spannungszustände meist alleine, nachdem die Patienten ausreichend Flüssigkeitszufuhr und genug Schlaf bekommen hatten.

Es ist empfehlenswert, Substanzen den Vorzug zu geben, die in RCTs geprüft wurden (zur Übersicht empfohlen: Stoffers et al., 2010; Stoffers & Lieb, 2015)[6]. Es besteht aktuell eine geringe Evidenz für unterstützende Wirkungen von Antipsychotika der zweiten Generation (Quetiapin, Olanzapin, Aripiprazol und Ziprasidon). Auch zu älteren Antipsychotika wie Haloperidol gibt es Studien (vgl. Stoffers et al., 2010), sie haben jedoch einen sehr stark antriebshemmenden und Anhedonie-fördernden Effekt (vgl. Naber, 1998), sodass auch aversive negative Gefühle und Depressivität gefördert werden können und häufig konsekutiv die Compliance sinkt (Franz et al., 1997; Franz & Gallhofer, 1996). Daher ziehen wir, ausgenommen bei schwer aggressiven Erregungszuständen, Antipsychotika der zweiten Generation vor. Sie werden zur Affektdistanzierung eingesetzt, bei Ärger und Impulsivität (Steinert et al., 2014), sind jedoch – außer Aripiprazol – bedeutsam mit Gewichtszunahme und metabolischen Problemen assoziiert. Zu psychotischen Symptomen von BPS-Patienten liegt keine Studie zur Wirksamkeit von Antipsychotika vor, die klinischen Erfahrungen sind sehr unterschiedlich.

Bei insgesamt „unbefriedigender Evidenzlage" besteht für Mood Stabilizer (z.B. Valproat, Lamotrigin, Topiramat, nicht für Carbamazepin) und Omega-3-Fettsäuren immerhin eine gewisse Evidenz (Stoffers & Lieb, 2015). Clonidin zeigte in einer kontrollierten Studie mit einem relativ kleinen Stichprobenumfang nützliche Effekte bei Patienten mit BPS mit komorbider PTBS und starkem Hyperarousal sowie Schlafproblemen (Ziegenhorn et al., 2009).

Obwohl Antidepressiva bei BPS vielfach verwendet werden, ist die Evidenz hier nach wie vor schwach. Im Gegensatz zu einer komorbiden Depression, wo selbstverständlich SSRI indiziert sind, wird die in der praktischen Versorgung häufige Verwendung von SSRI bei der BPS selbst bislang nicht durch Wirksamkeitsevidenz unterstützt (Stoffers & Lieb, 2015). Ihr Einsatz ist in mancher Hinsicht nachvollziehbar. Menschen mit emotionaler Instabilität zeigen naturgemäß häufige Stimmungswechsel, dazu gehören auch dysphorisch-gequälte oder anhedon-interessenlose Verstimmungszustände, die geschildert werden wie ein depressives Kernsyndrom. Im Gegensatz zur echten depressiven Episode sind diese bei der BPS jedoch viel stärker kontextabhängig. So kann sich zum Zeitpunkt der Vorstellung beim niedergelassenen Psychiater oder einer stationären Aufnahme ein depressives psychopathologisches Bild bieten, das üblicherweise die Verordnung eines Antidepressivums herbeiführen würde. Innerhalb kurzer Zeit, oft Stunden,

6 Dosierungen, Interaktionen und Nebenwirkungen der im Folgenden aufgeführten Medikamente unterliegen fachärztlichen pharmakotherapeutischen Kenntnissen und werden in diesem Kapitel nicht extra angeführt.

kann man – zumindest auf einer Station – eine bedeutsame Stimmungsbesserung beobachten und es treten andere Probleme bei den gleichen Patienten in den Vordergrund. Steinert et al. (2014) empfehlen daher, unter stationären Bedingungen etwas zuzuwarten, bevor ein Antidepressivum verordnet wird.

Zu Benzodiazepinen liegen keine Studien bei BPS vor. Benzodiazepine werden jedoch bei suizidalen Krisen wegen ihrer sedierenden und angstlösenden Effekte und insgesamt guter Verträglichkeit sehr häufig eingesetzt. Viele Patienten erleben die Wirkung als sehr angenehm. Da bei der BPS eine hohe Komorbidität mit Substanzmissbrauch und Abhängigkeitserkrankungen besteht, muss die Gefahr einer Abhängigkeitsentwicklung besonders berücksichtigt werden. Patienten müssen darüber aufgeklärt und die Verordnung muss kurzgehalten werden. Nicht nur unter Alprazolam wurden v.a. bei BPS-Patienten mit Impulskontrollstörungen, komorbiden neurologischen Erkrankungen und Lernstörungen unter 18 Jahren Enthemmungszustände unter Benzodiazepingabe beschrieben (Paton, 2002). Daher sollte bei ihrer Verordnung erfragt werden, ob solche Vorerfahrungen vorliegen, um auf andere Substanzen auszuweichen.

Man sollte sich bei der pharmakologischen Behandlung angesichts der Studienlage und limitierten Evidenz immer auch der Nebenwirkungen und mittelfristigen Risiken bewusst sein, sowie der Tatsache, dass es sich um einen off-label-use handelt. Da Medikamente gleichzeitig oft unumgänglich sind, weil es sich um ein schweres Krankheitsbild handelt, erscheint eine syndromfokussierte pharmakologische Behandlung bei Vorliegen entsprechend ausgeprägter Symptomatik gerechtfertigt, wobei auf eine entsprechende Aufklärung (informed consent, v.a. bei off-label-use) und Dokumentation zu achten ist. Daher werden auch bei uns Symptome der BPS, wie z.B. unerträgliche Spannungszustände oder extreme emotionale Instabilität, in den beschriebenen Behandlungspfaden „Akut“ und „Krise“ (vgl. Kapitel 6.7 und 6.8) noch medikamentös behandelt, solange es aufgrund mangelnder Skills-Kenntnisse unvermeidbar erscheint.

II. Ein dreigliedriger Pfad zur Behandlung verschiedener Stadien und Schweregrade der Borderline-Persönlichkeitsstörung

5 Elemente der DBT als Grundlage für die Behandlungspfade

Für die Anwendung und Umsetzung der Behandlungspfade stellen wir im Folgenden Inhalte der DBT auszugsweise und praxisorientiert vor. Grundlage sind unsere Erfahrungen der letzten Jahre, die wir bei der Durchführung von Tagesworkshops zu den Behandlungspfaden gesammelt haben. Hier zeigt sich immer wieder, dass ein Teil der Teilnehmer noch keine oder faktisch so wenige DBT-Kenntnisse besitzt, dass die Notwendigkeit des Vorgehens nach den vorgestellten Behandlungspfaden zwar gesehen, das Verständnis durch die geringen Kenntnisse in DBT behindert wird. Neben unserer eigenen Ausbildung in DBT und unseren Erfahrungen, die wir beim Aufbau und der Leitung der Borderline-Stationen sammeln konnten, greifen wir bei den folgenden Ausführungen auf grundlegende und explizit empfehlenswerte Werke zur DBT zurück: v. a. Linehan (2008), Bohus (2019), Bohus und Wolf-Arehult (2013) sowie Stiglmayr und Gunia (2017).

Linehan (2008) führt grundsätzlich fünf Funktionen einer DBT-Behandlung an:

1. Fähigkeiten in langfristig hilfreichem Verhalten verbessern.
2. Motivation für Veränderung stärken bzw. erhalten.
3. Generalisierung von Veränderung sicherstellen.
4. Umweltbedingungen verbessern.
5. Therapeutenmotivation für effektive Behandlung stärken.

Zur Erreichung dieser Funktionen kombiniert die störungsspezifische, kognitiv-verhaltenstherapeutische Behandlung Methoden aus unterschiedlichen Therapieschulen und integriert außerdem Bestandteile der Zen-Philosophie. Die Methoden finden in den unterschiedlichen Settings wie Einzeltherapie oder Skills-Gruppe Anwendung. Entsprechend der Schwere und der Komplexität der Störung werden Techniken auf den Ebenen Verhalten und Kognition, Beziehung und Interaktion sowie Wahrnehmung und Körper angeboten. Borderline-Patienten, die fast in allen wichtigen Lebensbereichen erhebliche Schwierigkeiten haben, brauchen ein Umlernen auf allen Ebenen. Abbildung 3 zeigt eine Zusammenfassung der DBT-Elemente, die im Folgenden näher erläutert werden. Die Umsetzung der Elemente findet im Stationsalltag (z. B. Kontingenzmanagement), in den Einzeltherapien mit dem jeweiligen Therapeuten, in Bezugspflegegesprächen oder in Gruppentherapien statt.

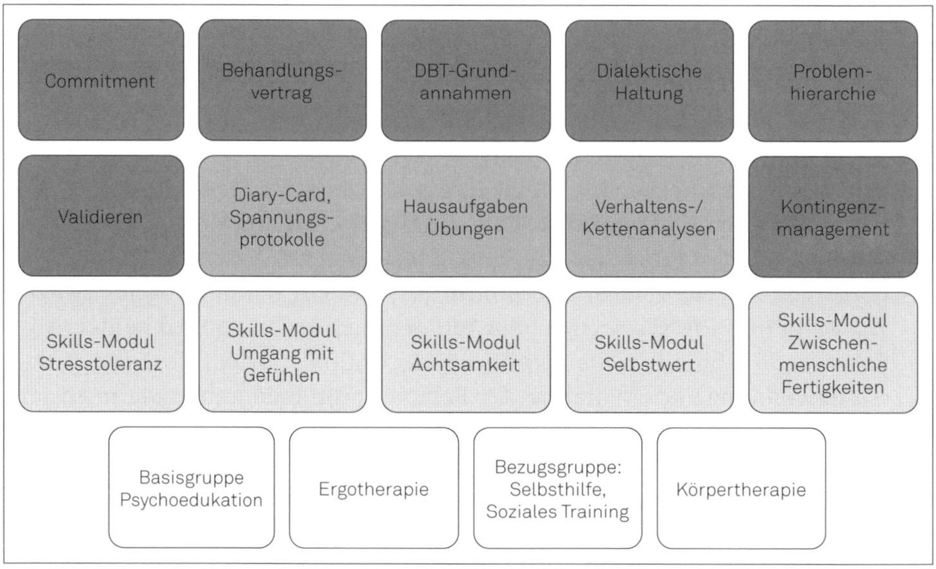

Abbildung 3: Auszug aus DBT-Behandlungsmodulen und -strategien (nach Micol-Grösch & Franz, 2015)

5.1 DBT-Bausteine als Rahmen der Behandlung

Die verschiedenen Behandlungselemente und -strategien der DBT, wie z.B. Grundannahmen, Commitment, Dialektische Haltung, Validieren, Kontingenzmanagement, Behandlungsvertrag und Problemhierarchie, bilden den Rahmen für die Behandlung. Im Folgenden wird auf die einzelnen Elemente eingegangen.

5.1.1 DBT-Grundannahmen

Die von Linehan (1996, 2008) aufgestellten Grundannahmen über Personen mit einer BPS und deren Behandlung dienen als Regeln für die Arbeit mit den Patienten und sind auch für die Zusammenarbeit innerhalb der therapeutischen Teams in der Psychiatrie von großer Bedeutung. BPS-Patienten können psychiatrische Stationen in ein „störungstypisches Chaos" (M. Micol-Grösch, persönl. Mitteilung, 25.11.2015) versetzen und aufgrund starker Emotionen, dysfunktionaler Grundannahmen und interpersoneller Verzerrungen starke Reaktionen mobilisieren. Unserer Erfahrung nach ist es extrem hilfreich, wenn die Grundannahmen und Haltungen aus der DBT in psychiatrischen Teams stets präsent gehalten werden. So kann es beispielsweise auf einer Station mit zwanzig teils krisenhaften Borderline-Patienten relativ gelassen zugehen, wohingegen ein einzelner Patient eine allgemeinpsychiatrische Station, deren therapeutisches Team nicht in DBT trainiert ist, an den Rand der Funktionsfähigkeit bringen kann.

Therapeutische Grundannahmen

- *Borderline-Patienten geben sich wirklich Mühe* – auch wenn diese harte Arbeit keine messbaren Erfolge bringt und die Bemühungen nicht sichtbar sind.
- *Borderline-Patienten wollen sich ändern* – sonst wären sie höchstwahrscheinlich nicht in Therapie und suchten Hilfe, gleichzeitig gibt es Faktoren, die der Veränderungsmotivation im Weg stehen können (Scham, Verhaltensdefizite o.Ä.).
- *Borderline-Patienten müssen noch mehr Anstrengung und Motivation an den Tag legen, um sich zu ändern* – kein Widerspruch zu den ersten beiden Annahmen, es geht um die Steigerung der Motivation und der Effizienz der Anstrengungen nach der Analyse der Faktoren, die beidem gerade noch im Weg stehen.
- *Borderline-Patienten haben nicht alle ihre Schwierigkeiten selbst herbeigeführt, sie müssen sie aber selbst lösen* – der Therapeut kann Hilfestellung geben, sein Verhalten muss der Patient selbst ändern, auch in Krisensituationen.
- *Das Leben eines suizidalen Borderline-Patienten ist in dieser Form unerträglich* – die geäußerten Beschwerden über den momentanen Zustand sind berechtigt, sie sollten vom Therapeuten ernst genommen werden, er sollte alles tun, um diese Situation zu verändern.
- *Patienten müssen in fast allen relevanten Lebensbereichen neue Verhaltensweisen lernen* – Lernen von alternativen Bewältigungsstrategien für alle emotionale Lagen, am besten im eigenen Umfeld.
- *Patienten können in der Therapie nicht versagen* – die Ursachen für den Abbruch der Therapie, für fehlende Therapiefortschritte oder für Verschlechterungen des Zustands sind im therapeutischen Konzept, in der mangelhaften Ausbildung des Therapeuten, der Supervision zu suchen.
- *Therapeuten von Borderline-Patienten brauchen Unterstützung* – die Arbeit mit Borderline-Patienten ist anspruchsvoll, Supervision ist daher wichtig.

Merke

Je mehr der Therapeut bzw. das therapeutische Team die Grundannahmen verinnerlicht hat, desto empathischer kann er/es den Patienten gegenübertreten und auch bleiben und umso leichter wird ihm die Arbeit mit den Patienten fallen. Die Grundannahmen halten den Therapeuten bzw. das Team zu einer fortlaufenden Reflexion an: Es geht immer wieder darum, sich zu fragen, warum ein Patient sich gerade so und nicht anders verhält. Während des gesamten Therapieprozesses werden sich die aufrechterhaltenden Bedingungen vergegenwärtigt, um sie dann in die therapeutische Arbeit integrieren zu können. Die Reflexion über die eigene Arbeit dient außerdem der Qualitätssicherung und hält einen zu kontinuierlichem Engagement für den Patienten an.

5.1.2 Commitment und grundsätzliche Voraussetzungen für Psychotherapie

Commitment bedeutet Zustimmung zur Therapie und Engagement in der Therapie. Es ist eine Art Selbstverpflichtung zur Arbeit an der Veränderung dysfunktionaler Verhaltensmuster. Die DBT ist unter anderem durch den Aufbau und die Erhaltung eines Commitments zur Veränderung von Verhalten erfolgreich (Arch, Eifert, Davies, Vilardaga, Rose & Craske, 2012). Dabei ist Commitment sowohl Voraussetzung als auch Ziel der Behandlung, das immer wieder in den Fokus der Therapie rücken kann. Denn gerade in schwierigen Phasen kann das Commitment schwanken, was therapeutisch sofort thematisiert und bearbeitet werden sollte.

Um die Wahrscheinlichkeit eines Therapieabbruchs geringzuhalten, hat es sich als sinnvoll erwiesen, eine Orientierungsphase vor den eigentlichen Beginn der Therapie zu stellen (Parloff, Waskow & Wolfe, 1978). Auch in der DBT steht zu Beginn einer jeden Behandlung eine Phase, die auf die Therapie vorbereiten soll. In dieser, hier Commitmentphase genannt, gilt es, zwei Ziele zu erreichen. Patient und Therapeut treffen beide eine Entscheidung, gemeinsam daran zu arbeiten, die Ziele des Patienten zu erfüllen. Gleichzeitig klärt der Therapeut über die Therapie auf, sodass dysfunktionale Erwartungen an die Therapie modifiziert werden bzw. gar nicht erst entstehen können. Dafür ist eine transparente Kommunikation über Regeln und das allgemeine Vorgehen unabdingbar. Durch das entstehende Commitment für die Rahmenbedingungen und Regeln der Therapie (siehe auch Behandlungsvertrag in Kapitel 5.1.3), werden wichtige Bedürfnisse, wie die nach Sicherheit, Kontrolle und Grenzen, erfüllt und helfen so, dass funktionale Arbeitsbeziehungen entstehen können. Vor einer stationären Behandlung im Pfad „DBT“ gibt es eine einwöchige Bedenkzeit nach einem zuvor geführten ambulanten Vorstellungsgespräch. Die Bedenkzeit dient der Überprüfung der Ambivalenzen und Vorbehalte gegenüber der Therapie. In der Vorbereitung auf die Therapie, aber auch während der Therapie können zur Stärkung des Commitments unterschiedliche Strategien eingesetzt werden.

Aus einem vorhandenen Commitment ergeben sich so auch die grundsätzlichen Voraussetzungen für eine Psychotherapie, nämlich die Verpflichtung, keinen Suizidversuch zu begehen oder schweres selbstschädigendes Verhalten auszuüben, die Bereitschaft, selber Verantwortung für das eigene Leben zu übernehmen und, damit einhergehend, sich auch mit unangenehmem Erleben auseinanderzusetzen und die Therapieinhalte umzusetzen.

Commitment versus Motivation

In Therapien wird häufig auch von Motivation gesprochen, meint aber im engeren Sinne etwas anderes als Commitment. Motivation ist wie Energie oder Treibstoff, der es erleichtert, Verpflichtungen einzuhalten. Das Commitment ist aber das, was trägt. Wenn Patienten immer motiviert wären, bräuchten wir gar keine oder kaum Commitmentstrategien. Es ist aber normal, dass man nicht ständig motiviert ist, Dinge zu tun, sie aber trotzdem tut, eben aus einem Commitment heraus. Zum Beispiel steht man morgens auf und geht zur Arbeit, weil man sich dem Arbeitgeber, den Kollegen, dem Arbeitsvertrag etc. gegenüber verpflichtet fühlt, ohne, dass man aber zwangsläufig morgens auch motiviert wäre, zur Arbeit zu gehen. Man würde aber erst einmal nicht sein eigenes Commitment infrage stellen, wenn man merkt, dass man unmotiviert ist, heute zur Arbeit zu gehen. Wenn man allerdings dauerhaft unmotiviert ist, kann sich das Commitment verringern. In der Therapie kann Commitment in schwierigen Phasen helfen, trotzdem seine Ziele weiter zu verfolgen. Gleichzeitig sollten Ziele so appetitiv formuliert sein, dass sie grundsätzlich den Patienten dazu motivieren, sie erreichen zu wollen.

Anhand des folgenden Dialoges sollen unterschiedliche Commitmentstrategien veranschaulicht werden (in Klammern Validierungsstrategien, vgl. hierzu Tabelle 5 in Kapitel 5.1.5).

Beispieldialog: Commitmentstrategien und Validierung

Pat.: Ich habe mir den Behandlungsvertrag durchgelesen. Das werde ich nicht schaffen.

Th.: Hm, verstehe, Sie glauben nicht, dass Sie die geforderten Verpflichtungen erfüllen können? (V2)

Pat.: Ja, genau. Manches erscheint mir viel zu schwierig.

Th.: Hm, Sie hatten sich ja grundsätzlich dafür entschieden, die DBT zu machen ... *(Erinnern an frühere Zustimmung.)*

Pat.: Ja, das stimmt schon.

Th.: Hm.

Pat.: Aber jetzt bin ich mir unsicher, ob ich das hinbekomme. Und ich will Sie auch nicht enttäuschen.

Th.: Hm, klar, das verstehe ich, ich will Sie auch nicht enttäuschen. (V6) Ich für meinen Teil kann sagen, dass ich sehr motiviert bin, die Therapie mit Ihnen durchzuführen (V6). Natürlich gilt aber, dass wir das nur zusammen machen können.

Pat.: Ja, das ist klar.

Th.: Also, wir sitzen in einem Boot. Vielleicht können wir mal Punkt für Punkt prüfen, was Ihnen schwerfällt, und versuchen, eine Lösung dafür zu finden? *(Foot-in-the-door-Technik)*

Pat.: Ja, das können wir natürlich machen.

Th.: Wie Sie meinen, es ist natürlich Ihre Entscheidung. *(Betonung der freien Wahl.)*

Pat.: Doch, lassen Sie uns das durchgehen. So viele Punkte waren es auch gar nicht, glaube ich ...

Th.: Ah, o.k. Na, dann mal ran.

Pat.: Also, eigentlich war es vor allem ein Punkt, der mir sehr schwierig erscheint.

Th.: Nämlich?

Pat.: Na, das mit den Drogen. Dass ich die komplette Behandlung über auf Drogen verzichten soll, das erscheint mir ... irgendwie unmöglich.

Th.: Hm, klar, wenn man bedenkt, dass Ihre Hauptstrategie in der Vergangenheit Cannabis rauchen und Alkohol trinken war, um Ihre Gefühle zu regulieren, dann ist das sehr verständlich, dass Sie davor jetzt zurückschrecken. (V4)

Pat.: Ja, genau. Das macht mir schon ein bisschen Angst.

Th.: Ja, klar, das verstehe ich. Gleichzeitig bin ich dafür da, Sie dabei zu unterstützen, Ihre Angst zu regulieren und Ihnen alternative Strategien zu zeigen.

Pat.: Ja, alleine würde ich das gar nicht schaffen.

Th.: Das brauchen Sie ja zum Glück auch vorerst nicht. Ich habe es allerdings noch nicht ganz verstanden. Haben Sie sich schon für die Abstinenz entschieden und haben einfach, völlig nachvollziehbar, Sorge das nicht zu schaffen? (V2)

Pat.: *(zögert)*

Th.: ... oder könnte es auch sein, dass Sie noch nicht ganz sicher sind, was die Abstinenz betrifft ...? (V3)

Pat.: Ja, ich glaube, so ganz sicher bin ich mir vielleicht noch nicht.

Th.: Hm, ich merke, an der Frage mit der Abstinenz hängen Sie wirklich noch ein bisschen. Gut, dass Sie das jetzt so offen und ehrlich ansprechen, genau so stelle ich mir die Zusammenarbeit mit Ihnen vor. *(Cheerleading/Shaping)*

Strategien zur Förderung von Commitment

Pro und Contra. (Die Strategie kann in allen Pfaden zum Aufbau für ein unterschiedlich gestuftes Commitment genutzt werden: in den Pfaden „Akut" und „Krise" für den Aufbau eines Commitments für eine DBT-Behandlung, im Pfad „DBT" für das Einüben neuen, funktionalen Verhaltens.) Ziel dieser Strategie ist es, den Patienten für eine Verhaltensveränderung zu begeistern. Menschen halten sich eher an Vereinbarungen, an die sie glauben bzw. von denen sie überzeugt sind, als an solche, an die sie nicht glauben. Daher wird das erwünschte Verhalten des Patienten gemeinsam geprüft, wobei die Verhaltensänderungen individuell und realistisch sein sollten.

Tipp

Es ist empfehlenswert, mit der Pro-Seite des dysfunktionalen Verhaltens zu beginnen, um dem Patienten noch einmal den „guten Grund" für sein Problemverhalten zu verdeutlichen und dieses zu validieren. Dadurch wird der Einstieg in ein Commtiment für eine Verhaltensänderung teilweise erheblich erleichtert und die Wahrscheinlichkeit für aufkommende, unvermeidliche Widerstände wird reduziert. Als nächstes wird gemeinsam erarbeitet, welche Gründe gegen das dysfunktionale Verhalten und danach, welche Gründe gegen das erwünschte Verhalten sprechen. So endet man bei der „Pro"-Seite des erwünschten Verhaltens, was einen motivierenden Effekt hat und die Entscheidung zugunsten der Verhaltensveränderung begünstigt.

Pro und Contra bietet sich vor allem in Behandlungspfad „Akut" und „Krise" an, um an einem ausreichenden Commitment für die Behandlung in Pfad „DBT" zu arbeiten. Aber auch in Behandlungspfad „DBT" sind Pro- und Contra-Betrachtungen immer hilfreich, wenn es um ein neues Problemverhalten geht, was entdeckt wird und bearbeitet werden soll. Manche Patienten nutzen eine Pro- und Contra-Liste (vgl. obiges Beispiel bzgl. Drogenkonsum/Abstinenz sowie Abbildung 4) in ihrer Skills-Box, um sich in kritischen potenziellen Rückfallsituationen an die guten Gründe zu erinnern, die für das neue, funktionale Verhalten sprechen.

Advocatus Diaboli. (Die Strategie ist in allen Pfaden hilfreich, wenn die therapeutische Beziehung ausreichend tragfähig ist, insbesondere jedoch im Pfad „DBT".) Ziel des Advocatus Diabolo ist es, wie auch beim Pro und Contra, das Commitment des Patienten zu stärken. Hierzu führt der Therapeut Argumente gegen die eigentlich erwünschte Option an, die etwas schwächer sein sollten als die Argumente für die erwünschte Option, die der Patient sieht und dann automatisch anbringen wird. Der Patient bekommt so das Gefühl der Wahlmöglichkeit und Kontrolle.

Beachte

Wenn die gewählten Gegenargumente zu stark sind, kann das den Patienten auch weiter weg von seinem Commitment bringen. Sollte das passieren, gilt es, sich als Therapeut wieder zurückzulehnen, die Argumente für das Commitment zu stärken und evtl. danach noch einmal in die Haltung des Advocatus Diaboli zu gehen.

Für ein Gelingen der Strategie sollte der Patient zumindest ambivalent sein, was die beiden Entscheidungsmöglichkeiten betrifft (z.B. Thema „mehr Bewegung"). Zum einen sieht der Patient die Vorteile, die es bringt, wenn er sich mehr bewegen würde. Zum anderen fühlt er auch seine Unlust und den Zeitmangel etc. Es ist also

Drogen nehmen

+	−
Gutes Gefühl	Kontrollverlust
Sofortige Entspannung	Teuer
Gesellig	Gesundheitsrisiken
Gewohnheit	Niedriges Ansehen in der Gesellschaft
„Cool sein“	

Abstinenz

−	+
Anstrengung	Mehr Geld
„Outen“ vor Freunden	Gesundheit
Schlechte Launen durch Verzicht	Weiterkommen im Leben
	Vorbild für andere
	Weniger peinliche Situationen

Abbildung 4: Pro und Contra zu Drogenkonsum bzw. Abstinenz – Beispiel

eine gewisse Ambivalenz vorhanden. Wenn der Patient nun beginnt, aufzuzählen, was alles gegen mehr Bewegung sprechen würde und der Therapeut so in die Rolle käme, immer mehr Aspekte aufzulisten, die für mehr Bewegung sprechen würden, dann hätte man automatisch eine Gesprächssituation mit zwei Perspektiven, die vom jeweils anderen vertreten und vor allem festgehalten werden. Der Advocatus diaboli kann an der Stelle helfen, vorzubeugen, dass zwei solche Fronten entstehen, indem sich der Therapeut ebenfalls auf die Seite der Argumente gegen mehr Bewegung stellt und betont, dass der Patient wahrscheinlich recht habe, es sei einfach zu viel Anstrengung etc. Im erfolgreichen Fall führt dies aufseiten des Patienten zu einer Überraschung, in deren Folge er argumentativ auf die Seite für mehr Bewegung geht und so eine Entscheidung für die erwünschte Option treffen kann.

„Foot-in-the-door“- oder „Fuß-in-der-Tür“-Technik. (Die Technik kann in allen Pfaden für den behutsamen Einstieg in eine Verhaltensänderung genutzt werden, in den Pfaden „Akut“ und „Krise“ vor allem zum Hinwirken auf eine DBT-Behandlung.) Bei dieser Strategie wird das Commitment vorsichtig aufgebaut. Es wird ein einfacher erster Schritt in Richtung Verhaltensänderung vorgeschlagen, bei dem sich der Therapeut relativ sicher ist, dass der Patient ihn gehen wird. Wenn der Patient einwilligt, lässt man einen schwierigeren Schritt folgen und versucht, sich so Stück für Stück an die erwünschte Verhaltensänderung heranzutasten.

„Door-in-the-face“- oder „Tür-im-Gesicht“-Technik. (Die Strategie wird in allen Pfaden zum Erreichen einer Veränderungsmotivation angewandt, allerdings sollte

hierfür eine ausreichend stabile therapeutische Beziehung vorhanden sein, um den Patienten nicht vor den Kopf zu stoßen.) Im Gegensatz zur „Foot-in-the-door"-Technik passiert hier genau das Gegenteil: Der Therapeut verlangt zuerst deutlich mehr, als der Patient bereit ist, zu geben, um ihm dann nach der Ablehnung eine einfacher umzusetzende Verhaltensänderung vorschlagen zu können und diese Änderung dann zu vereinbaren.

Kombination aus „Foot-in-the-door"- und „Door-in-the-face"-Technik. Bei dieser Strategie geht es darum, etwas sehr Schwieriges zu verlangen, was der Patient mit hoher Wahrscheinlichkeit ablehnt, dann zu etwas Einfachem „zurückzurudern", sodass der Patient aus dem Kontrastempfinden heraus letztlich selber etwas schwierig Umzusetzendes vorschlägt.

Erinnern an frühere Zustimmung. (Die Strategie wird überwiegend im Pfad „DBT" genutzt, weil hier meist bereits mehrere Zustimmungen vorliegen, an die erinnert werden kann. Aber auch in den Pfaden „Akut" und „Krise" kann an bereits getroffene, kleinere Vereinbarungen erinnert werden: „Sie hatten ja gesagt, Sie wollten ab jetzt Bescheid geben, wenn der Schneidedruck so hoch wird ...".) Diese Strategie ist indiziert, wenn die Stärke einer früheren Zustimmung zu einer Vereinbarung abzunehmen scheint oder das Verhalten des Patienten nicht (mehr) mit bereits getroffenen Entscheidungen kongruent ist. Dafür erinnert der Therapeut an eine in der Vergangenheit getroffene Vereinbarung und erörtert mit dem Patienten, ob dieser noch dazu steht. Es gilt, ein neues Commitment zu erarbeiten, was unabdingbar ist, wenn es sich beispielsweise um Verpflichtungen bzw. Vereinbarungen handelt, die für eine DBT-Behandlung Voraussetzung sind. Sollte es sich jedoch um ein Commitment zur Erreichung individueller Lebensziele handeln, kann es sein, dass es an dieser Stelle zu einer Neuverhandlung kommt.

Betonung der freien Wahl und dem Fehlen von Alternativen. (Die Strategie kann in allen Pfaden zum Aufbau für ein unterschiedlich gestuftes Commitment hilfreich sein: in den Pfaden „Akut" und „Krise" für den Aufbau eines Commitments für eine DBT-Behandlung, im Pfad „DBT" für das Einüben neuen, funktionalen Verhaltens.) Wenn Menschen glauben, eine Entscheidung aus freien Stücken getroffen zu haben, verstärkt dies die Zustimmung und Zusammenarbeit. Dafür wird die Wahlfreiheit betont und gleichzeitig aufgezeigt, dass es keinen anderen Weg gibt, um die Ziele zu erreichen. Zusätzlich werden die realistischen, negativen Konsequenzen aufgezeigt, wenn der Patient sich gegen den Weg zu seinen (bereits vereinbarten) Zielen entscheidet.

Shaping. (Das Vorgehen eignet sich in allen Pfaden zum Aufbau neuen Verhaltens.) Der Aufbau neuen Verhaltens benötigt Zeit. Es ist sinnvoll, mit begrenzteren Veränderungszielen zu beginnen, um diese später weiter auszuformen. Hier gilt es als Therapeut, sich in Geduld zu üben und im Therapieprozess auch flexibel Anforderungen zu reduzieren, um dann in einer anderen Situation wieder einmal mehr einzufordern (z. B. mit der „Door-in-the-face"-Strategie). Wichtig ist, dass nicht erst das Zielverhalten (keine Selbstverletzung mehr) belohnt wird, sondern jeder Schritt in diese Richtung. Wenn beispielsweise ein Patient eine Skills-Kette angewendet hat, um seinen Druck zu reduzieren, und sich abends dann doch noch selbstverletzt hat, wird im Sinne des Shapings das Anwenden der Skills-Kette zur Spannungsreduktion als wichtiger Schritt in die richtige Richtung gelobt.

Cheerleading. (Hilfreiche Strategie zum Aufbau neuen Verhaltens in allen Pfaden.) Jeder Mensch benötigt, wenn er auf ein Ziel hinarbeitet, die Hoffnung, dass er dieses auch erreichen kann. Mit einer Borderline-Störung geht häufig eine ausgeprägte Hoffnungslosigkeit einher, Ziele zu erreichen. Patienten sind häufig darauf gefasst, „sowieso" zu versagen. Umso wichtiger ist es, dass der Therapeut viel lobt und verstärkt, um Mut zu machen, den Weg weiterzugehen und eine Haltung zu vermitteln, dass er überzeugt ist, dass der Patient es schaffen wird, seine Ziele zu erreichen. Gerade beim Cheerleading ist es wichtig, dass der Therapeut authentisch ist und nur lobt, wenn tatsächlich Erfolge da sind, auch wenn diese wiederum klein sein dürfen.

Commitment und das Team. Nicht nur der Patient und der Therapeut brauchen ein gegenseitiges Commitment, auch das ganze Team sollte sich der gemeinsamen DBT-Behandlung gegenüber verpflichten. Im stationären Setting kann das Commitment eines Teams schwanken, insbesondere in Zeiten knapper Besetzung. Eine regelmäßige Intervision (Consulting Team) ist eine Strategie für das Team, um das Commitment zu prüfen und wieder zu kräftigen. Wenn einzelne Mitarbeiter das Konzept nicht mittragen, werden therapeutische Interventionen seitens der Patienten unterminiert und es kommt zu einem uneinheitlichen Kontingenzmanagement gegenüber dem Patienten, was im schlimmsten Fall zu einer Verstärkung von dysfunktionalem Verhalten führen kann.

5.1.3 Behandlungsvertrag

Das Entscheidende in der Behandlung ist, dass der Therapeut sich Zeit nimmt, mit dem Patienten ein Commitment für dessen Therapieziele (erwünschte Verhaltensveränderungen) zu erarbeiten. Dafür dienen die oben beschriebenen Strategien. Des Weiteren gehen sowohl der Patient als auch der Therapeut für die Behandlung gegenseitige Verpflichtungen ein. Es empfiehlt sich, diese in einem Behandlungsvertrag festzuhalten (vgl. Tabelle 4). Für den Therapeuten handelt es sich in erster Linie um Obligationen, die sich aus dem Berufsbild ergeben. Die DBT ergänzt die selbstverständlichen Verpflichtungen um optionale Verbindlichkeiten, wie z. B. als Therapeut für ambulante, telefonische Kurzkontakte zur Verfügung zu stehen oder sich zur Qualitätssicherung der Behandlung regelmäßig Supervision zu holen.

Tabelle 4: Übersicht über die Vereinbarungen im Behandlungsvertrag

Verpflichtungen aufseiten des Patienten	Verpflichtungen aufseiten des Therapeuten
• *Zeitraum der Behandlung:* 12 Wochen, Beenden der Behandlung, wenn gegen Behandlungsvertrag verstoßen wird. • *Anwesenheit:* Es wird an allen Sitzungen teilgenommen. Angst vor der Therapie oder schlechte Stimmung sind kein Grund fernzubleiben. • *Suizidales und nicht suizidales selbstverletzendes Verhalten:* Keinen Suizidversuch während der Behandlung unternehmen. Bei Vorhandensein von Suizidalität in der Vergangenheit ist Reduktion von nicht suizidalem-selbstverletzendem Verhalten primäres Therapieziel, ansonsten keine DBT. Keine Kommunikation über suizidales Verhalten. • *Therapiegefährdendes Verhalten:* Verhaltensweisen, die dem Fortschritt der Behandlung im Wege stehen, werden reduziert. • *Fertigkeitentraining:* Hauptziel ist, in Zukunft anstelle von dysfunktionalem adäquates Verhalten zu zeigen. • *Stationsregeln:* Die üblichen Stationsregeln werden eingehalten.	• *Sich alle erdenkliche Mühe geben:* Den Weg aufzeigen, den der Patient selber gehen muss. • *Persönliche Kontakte:* Zu jeder vereinbarten Sitzung erscheinen bzw. rechtzeitig Alternativtermin vereinbaren bzw. Vertretung und telefonische Kontakte organisieren. • *Vertraulichkeit:* Informationen werden streng vertraulich behandelt, nur bei zwingendem Grund werden sehr persönliche Angelegenheiten in der Supervision/im Team geteilt. Achtung: Aufklärung über Offenbarungspflicht! • *Respektvolle Behandlung des Patienten:* Der Therapeut wird die Rechte des Patienten und seine Integrität respektieren. • *Ethische Aspekte:* Einhaltung der üblichen Ethikrichtlinien. • *Supervision:* Sich Hilfe holen, insbesondere bei Schwierigkeiten in der Therapie. • *Erreichbarkeit:* Ambulant kurze Telefonkontakte (5 Min.) für Krisensituationen anbieten.

5.1.4 Dialektische Haltung

Für Borderline-Störungen typisch sind extreme Schwankungen im Denken, Fühlen und Handeln – unter anderem zwischen den Polen Leben und Tod, Liebe und Hass oder Idealisierung und Entwertung. Das Kippen von einem Extrem in das andere passiert sehr schnell, in Sekunden oder Minuten. In solchen Momenten sehen Betroffene noch ein Teil des Ganzen, alles andere ist aus der Wahrnehmung verschwunden.

Beispiel

Eine Patientin, die bis vor wenigen Minuten fröhlich mit anderen Patienten Fußball gespielt hat, fühlt sich von einer Pflegekraft nicht beachtet und leidet subjektiv unter zwischenmenschlicher Isolation. Sie hat völlig vergessen, dass sie fünf Minuten davor in eine soziale Gruppe integriert war.

Eine dialektische Vorgehensweise in der Therapie hilft, beide Pole gleichermaßen in die Wahrnehmung der Patientin zu bringen und von „entweder - oder" hin zu „sowohl - als auch" zu gelangen. Beide Pole gehören zum jetzigen Zeitpunkt zum Leben der Borderline-Patientin, sowohl das Gefühl der völligen Isolation als auch das Gefühl des Im-Kontaktseins mit anderen Menschen. In der dialektischen Sichtweise werden Ambivalenzen oder Widersprüche als zwei entgegengesetzt wirkende Kräfte gesehen, die es zu einer Synthese zu integrieren gilt.

Dialektische Problemlösung in der Therapie ist daher die Kunst des „einerseits - andererseits", des „sowohl - als auch" oder des „gleichwohl" zu vermitteln und sich auch selber als Therapeut so zu verhalten. Wichtige Themen therapeutischer Einzelarbeit sind das Balancieren zwischen den Polen, das Ersetzen extremer Reaktionen auf einen, im Moment wahrgenommenen Pol, durch ausgeglichene und integrative Lösungen und das Finden einer Mitte (vgl. Abbildung 5).

Wie sieht das genau aus? Der Therapeut vermittelt auf zwei verschiedenen Ebenen Dialektik: Zum einen, indem er sich nach einem wichtigen dialektischen Prinzip verhält. Er betont die Veränderung unter Akzeptanz der jetzigen Lebenssitua-

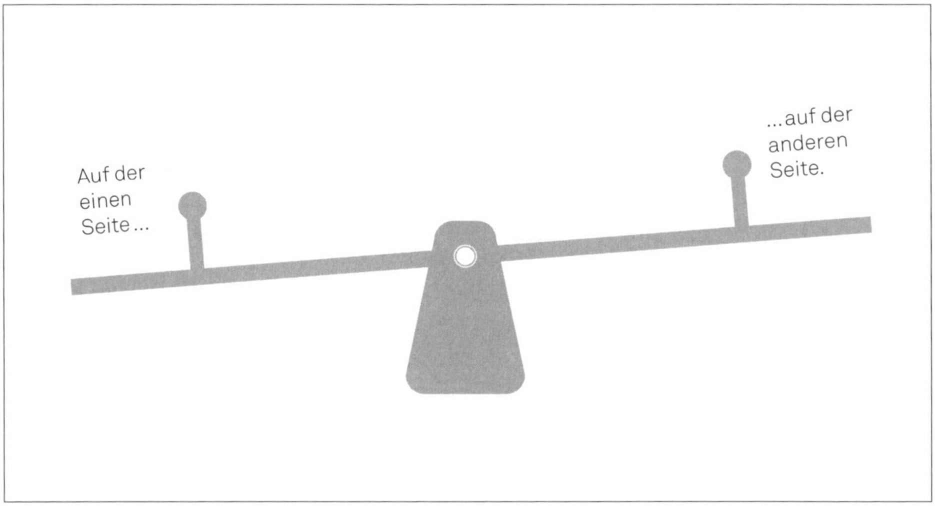

Abbildung 5: Veranschaulichung des dialektischen Prinzips anhand einer Wippe mit zwei (Extrem-)Polen

tion. Der Therapeut wendet daher im Wechsel Strategien der Akzeptanz und der Veränderung an. Der Fokus liegt auf der dialektischen Gestaltung der therapeutischen Beziehung und deren Veränderung über die Zeit. Zum anderen vermittelt der Therapeut aktiv dialektische Verhaltensmuster, vor allem die Botschaft, dass es nicht die eine Wahrheit gibt, sondern zu jeder Betrachtung eine gegensätzliche, widersprüchliche Meinung existiert.

Dialektische Strategien

Im Folgenden werden exemplarisch einige Strategien zur dialektischen Gestaltung der therapeutischen Beziehung und zum Vermitteln dialektischer Verhaltensmuster aufgezeigt.

Metaphern. Metaphern oder Geschichten erleichtern häufig die Darstellung von Problemen und können neue Verhaltensweisen oder Dialektik vermitteln. Sie bieten dabei den Patienten die Möglichkeit, zu einer anderen Sichtweise zu gelangen. Häufig wirken Aussagen, die durch eine Geschichte transportiert werden, weniger persönlich und von der eigenen emotionalen Erlebenswelt losgelöster, und sind dadurch leichter versteh- und annehmbar. Außerdem bleiben sie aufgrund der interessanten Einbettung besser im Gedächtnis. Eine bekannte Metapher, die häufig in der Therapie (von BPS-Patienten) genutzt wird, ist die des gemeinsamen Bergsteigens. Viele Probleme, die sich innerhalb des therapeutischen Prozesses ergeben, oder dysfunktionale Verhaltensweisen des Patienten oder des Therapeuten können so auf eine für den Patienten wenig bedrohliche Weise veranschaulicht werden.

Übertreiben. Wie beim Advocatus diaboli geht es darum, die Aussage eines Patienten extrem ernst zu nehmen. Dabei betont der Therapeut genau den Teil der Aus-

Metapher vom Bergsteigen

Der Therapeut hilft als Bergführer dem Patienten, den Berg zu besteigen, Laufen aber muss der Patient selbst. In diesem Bild bleibend, könnte therapieschädigendes Verhalten beispielsweise sein, das falsche Schuhwerk anzuziehen, nämlich Flip-Flops anstelle von geeigneten Wanderstiefeln. Emotionale Vermeidung könnte dargestellt werden, indem man den Patienten darauf aufmerksam macht, dass er sich gerade in einer Felshöhle verkriecht, anstatt langsam weiterzugehen. Selbstverletzendes Verhalten könnte sein, sich immer wieder selbst Steine gegen den Kopf zu werfen, anstatt diese Steine aus dem Weg zu räumen und weiterzugehen. Suizidales Verhalten könnte als das Hinunterstürzen vom Berg veranschaulicht werden. In einer Seilschaft mag der Patient noch mit dem Bergführer verbunden sein, der ihn dann mühevoll wieder hochzieht. Vielleicht ist das Seil aber auch abgeschnitten worden und der Therapeut weiß gar nicht, wie es gerade um seinen Patienten steht.

sage, der vom Patienten übertrieben dargestellt wurden. Ohne auf den Auslöser einzugehen, fokussiert der Therapeut die angedrohten, übertriebenen Verhaltensweisen des Patienten und zieht daraus die sich schlüssig ergebenden Konsequenzen, die er entsprechend darstellt. Eine erfolgreiche Anwendung der Strategie sollte dazu führen, dass der Patient erkennt, dass er übertrieben hat. Sollte es zu dieser Einsicht kommen, wird der Patient vom Therapeuten dafür verstärkt, indem dieser sich nun ernsthaft dem eigentlichen Problem zuwendet. Wichtig für die Anwendung der Technik ist, dass der Therapeut auf offene und scheinbar naive Art und Weise unkonventionelle und trotzdem logische Argumente sowie realistische Antworten einbringt, diese aber ausreichend übertrieben sind, sodass der Patient seine eigene Übertreibung erkennen kann und zu Gegenargumenten angeregt wird. Der Therapeut sollte Flexibilität und Leichtigkeit mitbringen, um gezielt entweder todernst oder auch mit einem Lächeln oder Augenzwinkern seine Argumente einzubringen. Wichtig ist, dass der Therapeut die Wippe als Ganzes und die Bewegung des Patienten und von sich selbst im Blick hat. Auf keinen Fall sollte beim Patienten das Gefühl von Demütigung oder Bloßstellung auftreten.

Beispieldialog: Übertreiben

Pat.: Ich werde mich von meinem Partner trennen, wenn dieser nicht sofort aufhört, so viel zu arbeiten und mir endlich mehr Zeit widmet.

Th.: Ach so, dann sollten wir unbedingt schauen, wie Sie sich am schnellsten trennen können und vor allem, wie am besten. Wollen Sie dann vorübergehend wieder zu Ihrer Mutter ziehen? *(Übertreibung des Patienten ernst nehmen und den Umgang mit den Konsequenzen planen.)*

Pat.: Ähm.

Th.: Haben Sie schon einen Umzugswagen bestellt?

Pat.: Also ...

Th.: Wir sollten auch überlegen, wie Sie in Zukunft dann Ihren Lebensunterhalt selbst erbringen können. Am besten fangen wir direkt an und verlieren keine Zeit!

Pat.: Ja, also, ich habe es schon verstanden.

Th.: Wie?

Pat.: ... möglicherweise habe ich etwas übertrieben. Natürlich will ich mich nicht sofort trennen.

Th.: Ah, o.k. Gleichzeitig nervt es Sie ganz schön, dass Ihr Partner so viel arbeitet und Ihnen so wenig gemeinsame Zeit schenkt. *(Jetzt eigentliches Problem des Patienten ernst nehmen.)*

Pat.: Ja, genau!

Th.: Vielleicht sollten wir mal schauen, welche Möglichkeiten Sie haben, an dieser Situation etwas zu verändern? *(Eigentliches Problem des Patienten bearbeiten.)*

Pat.: Ja, das wäre gut, gerne.

Aus Zitronen Limonade machen. „Krise als Chance" ist das Motto bei dieser dialektischen Haltung, die dem Patienten vermittelt wird, *ohne,* dass er das Gefühl bekommt, seine Probleme würden nicht ernst genommen. Es geht um das gezielte Herausarbeiten dessen, was an der schwierigen, momentanen Lage als Herausforderung angesehen werden kann, um aus der schwierigen Situation etwas zu lernen und so wieder einen Schritt weiterzukommen.

Beispieldialog: „Limonade machen"

Pat.:	Ich habe die Prüfung nicht bestanden.
Th.:	Echt nicht? Das ist ja super.
Pat.:	Was? Was soll denn daran super sein???
Th.:	Ich finde es eine ausgesprochen gute Gelegenheit, Emotionsregulation zu üben, das ist doch gerade unser Thema!
Pat.:	Na, davon bestehe ich die Prüfung auch nicht mehr.
Th.:	Stimmt, das ist vorbei. Gleichzeitig übt es sich an so einer schwierigen Situation viel besser, seine Gefühle zu regulieren, als wenn wir das theoretisch besprechen. Oder werden durch die nicht bestandene Prüfung etwa keine Gefühle bei Ihnen ausgelöst?
Pat.:	Doch, natürlich, eine Menge ...
Th.:	Und wahrscheinlich kommen so Situationen auch wieder, in denen so heftige Gefühle ausgelöst werden, weil irgendetwas nicht geklappt hat. Oder?
Pat.:	Ja, leider.
Th.:	Ja, das ist das Leben. Also, sollen wir die mal sortieren ...?
Pat.:	Ja, o.k.

Für die DBT gilt: *„do DBT to the team"*. Gerade vor dem Hintergrund des „störungstypischen Chaos" (M. Micol-Grösch, persönl. Mitteilung, 25.11.2015) ist auch im Behandlungsteam ein dialektisches Miteinander notwendig, um Konflikte oder gar Zerwürfnisse untereinander zu vermeiden. Es ist äußerst hilfreich, sich gemeinsam gezielt Situationen in Ruhe dialektisch anzuschauen, denn im Team spiegeln sich häufig die Ambivalenzen und Widersprüche des Patienten wider. Es gilt, beide Seiten zu betonen und mit dem Patienten eine Lösung für seine Konflikte zu finden. Dabei gibt es kein Richtig oder Falsch, sondern ein „einerseits ..., andererseits". Ein dysfunktionales Auseinandergehen resultiert meist daraus, dass ein Teammitglied seine Sicht auf den Patienten für die einzig wahre Sicht hält. Entscheidend ist die Anerkennung anderer Standpunkte, anstatt seine eigenen vehement zu verteidigen. Es gibt nicht die eine Wahrheit, vielmehr stehen die Wahrheiten nebeneinander (Goldberg, 1980). Supervision und Intervisionen sollten den Teamentwicklungsprozess hin zur dialektischen Problemlösung unterstützen. Darüber hinaus bietet die DBT den sogenannten Hüter der Dialektik: sowohl für Skills-Gruppen mit Patienten als auch für Teambesprechungen jeglicher Art. Ein

Hüter der Dialektik wird zu Beginn einer Besprechung festgelegt und hat die Aufgabe, darauf zu achten, dass Sachverhalte dialektisch betrachtet werden. So weist er darauf hin, wenn das Team zu sehr auf eine Seite der Medaille fokussiert oder zu wertend über etwas spricht. In unserer Klinik hat es sich bewährt, den Hüter der Klinik einzuführen und so effizientere und wertfreiere Teambesprechungen zu haben. Wichtig ist, dass der Hüter der Dialektik nicht die Rolle des Belehrens hat. Die Haltung dahinter ist eher, dass es menschlich ist, dass wir zu sehr auf eine Seite fokussieren oder Dinge zu schnell bewerten, und dass wir alle üben dürfen, dialektischer vorzugehen.

5.1.5 Validieren

Validieren bedeutet, dem Gegenüber zu vermitteln, dass seine subjektive Sicht der Dinge für ihn stimmig und daher nachvollziehbar ist. Validieren bedeutet nicht, etwas gutzuheißen oder die Meinung des anderen zu teilen, sondern anzuerkennen, was im gegenwärtigen Moment für Gefühle oder Gedanken da sind und dass dies so sein darf – bei anderen oder auch sich selbst. Daher gehört Validieren zu den Akzeptanzstrategien der DBT. Borderline-Patienten haben in ihrer Kindheit häufig ein invalidierendes Umfeld erlebt und erfahren, dass sie oder ihre Gefühle nicht richtig sind. Als Folge können sich tiefe Unsicherheit über Identität und Überzeugungen wie „Ich bin anders", „Ich mache alles falsch", „Es liegt an mir, wenn ich versage" entwickeln und das Erleben prägen. Permanent werden dann das eigene Denken, Wahrnehmen und Handeln infrage gestellt. Aufgrund der mangelnden Stabilität des Selbstwerts und Ich-Erlebens wird die Umwelt nach „richtigen" Verhaltensmustern abgesucht und das Verhalten an andere Personen angepasst. Ziel in der Therapie ist es, Gefühle und Gedanken zu validieren und sie anzunehmen und im Sinne des Selbstmanagements dem Patienten auch beizubringen, sich selbst zu validieren. Validieren ist eine sehr effektive Strategie, um Vertrauen aufzubauen und die Selbstachtung der Patienten zu stärken. Sie machen dadurch die neue Erfahrung, ernst genommen und verstanden zu werden.

Merke

Therapeutische Strategien wie Analysieren, Deuten, Trösten, Beschwichtigen, neugieriges Nachfragen, Lösungsvorschläge machen, Kritisieren oder Loben sind weder richtig noch falsch, gleichzeitig handelt es sich jedoch nicht um Validierung.

Tabelle 5 gibt eine Übersicht über die sieben Validierungsstrategien der DBT. Sie müssen nicht in einer bestimmen Reihenfolge oder alle auf einmal angewendet werden.

Tabelle 5: Übersicht über verschiedene Validierungsstrategien

Validierungs-strategie	Was tue ich?	Was kommt beim Gegenüber an?
Verhalten/Äußerung des Patienten: „Es war mir so peinlich."		
V1	Aufmerksam zuhören	Wertschätzung
V2	Genaue Reflexion des Gesagten durch Nachfragen/Paraphrasieren (z. B. „Sie haben sich geschämt?")	Interesse, Verständnis
V3	Benennung/Aussprechen dessen, was der Patient nicht ausgesprochen hat (Mindreading; z. B. „Sie dachten, nur noch weg hier.")	Emotionales Verständnis
V4	Zusammenhang zu den Erfahrungen des Patienten oder zur Störung herstellen (Botschaft: Jedes Verhalten hat einen guten Grund! Beispiel: „Mit Ihren Erfahrungen aus der Schule, dass andere sich permanent über Sie lustig machen, ist klar, dass Ihnen das sehr peinlich war.")	Einsicht und Verständnis für das eigene System
V5	Zusammenhang zu aktueller Grundannahme oder zum nachvollziehbaren situativen Stimulus anerkennen (z. B. „Wenn Sie denken, dass Sie perfekt sein müssen, ist verständlich, dass Ihnen das so sehr peinlich ist.")	Einsicht ins eigene System und Veränderungsmöglichkeiten
V6	Normalisieren (z. B. „Ja, klar, das wäre mir auch so gegangen.")	Augenhöhe, starke Wertschätzung, Respekt
V7	Cheerleading (z. B. „Ja, ich glaube, dass Sie das beim nächsten Mal schaffen. Sie kriegen das hin.")	Zutrauen in die Kräfte und Ressourcen des Patienten

5.1.6 Kontingenzmanagement

Ziel einer BPS-Schwerpunkt-Station und in der Psychiatrie allgemein ist es, eine therapeutische Umwelt zu schaffen, die dysfunktionales Verhalten reduziert und erwünschtes Verhalten aufbaut. Um das zu schaffen, ist nicht nur Wissen über das Störungsbild notwendig, sondern auch Wissen über lerntheoretische Zusammenhänge. Ein in diesem Zuge häufig verwendeter Begriff ist das sogenannte Kontingenzmanagement, was bedeutet, dass auf ein vorher definiertes Verhalten eine definierte Verstärkung folgt (z. B. bekommt ein Kind, wenn es abgewaschen hat [Verhalten] dafür eine Belohnung [Verstärkung] in Form von Gummibärchen). Nur mit einem für Mitarbeiter und Patienten transparenten und zielführenden Kontingenzmanagement kann einer Chronifizierung dysfunktionalen Verhaltens vorgebeugt werden bzw. können schon bestehende Teufelskreise, in denen dysfunktionales Verhalten (z. B. Selbstverletzung) kurzfristig verstärkt wird (z. B. durch Aufmerksamkeit) und langfristig enormer Schaden für die Betroffene (z. B. Narben, Verlust von sozialen Beziehungen) entsteht, durchbrochen werden.

Exkurs: Lerntheorie

Aufmerksamkeit ist häufig eine positive Konsequenz und positive, kurzfristige Konsequenzen verstärken das Verhalten. Daher gilt, dass demjenigen Verhalten Aufmerksamkeit geschenkt werden sollte, welches verstärkt werden soll. Zudem sollte funktionales, also erwünschtes Verhalten, an erwünschte Dinge gekoppelt werden (z. B. „Frau Müller, wenn Sie X und Y schaffen, können Sie noch vier Sitzungen bei Ihrer Lieblingstherapeutin bekommen.“).

Grundannahme: Die Konsequenzen unseres Handelns beeinflussen, was wir lernen und was wir das nächste Mal tun werden.

Beispiel: Wenn wir uns die Hände waschen wollen, dann drehen wir den Wasserhahn auf, weil wir gelernt haben, dass das Aufdrehen eines Wasserhahns zum Fließen von Wasser führt. Wenn einmal kein Wasser kommt, dann drehen wir noch weiter auf. Wenn dann immer noch kein Wasser kommt, hören wir auf, den Wasserhahn noch weiter aufzudrehen, weil es anscheinend keine Abhängigkeit mehr zwischen dem Aufdrehen des Wasserhahns und des Wasserlaufens gibt. *Die Konsequenz, nämlich kein Wasser, verringert die Wahrscheinlichkeit, dass wir den Wasserhahn erneut aufdrehen.* Wenn einfach so Wasser fließen sollte und auch einfach so wieder aufhört zu fließen, also ohne, dass wir den Wasserhahn aufgedreht haben, völlig unabhängig von unserem Verhalten, dann werden wir auch aufhören, den Wasserhahn aufzudrehen, denn es besteht keine Abhängigkeit zwischen unserem Verhalten und dem Laufen von Wasser. *Die Abhängigkeit ist eine Wenn-Dann-Beziehung und bestimmt entsprechend unser Verhalten.*

Da Borderline-Patienten oft impulsiv und von heftigen Emotionen gesteuert handeln, ist ein wichtiges Therapieziel, Kontrolle über die Impulsivität zu erlangen und langfristige Folgen zu bedenken. Das gesamte Behandlungsteam sollte sich daher bewusst sein, dass Aufmerksamkeit in der Regel eine positive und somit erwünschte Konsequenz ist und damit Verhalten aufgebaut bzw. aufrechterhalten wird (vgl. das „Fallbeispiel: Arzt vom Dienst"). Dass Menschen auf Verhalten mit Aufmerksamkeit reagieren, ist völlig normal. Insbesondere Personen, die in helfenden Berufen tätig sind, sehen die Not anderer und wollen durch Trösten und Zuwendung unterstützen. Erst eine Reflexion unseres Verhaltens auf einer lerntheoretischen Ebene ermöglicht es, dem Patienten langfristig zu helfen (vgl. „Fallbeispiel: Selbstverletzung vor dem Wochenendurlaub"). Auch die individuellen Verstärker eines Patienten sollten allen im Behandlungsteam bekannt sein und erwünschtes Verhalten entsprechend daran gekoppelt werden (vgl. Exkurs zur Lerntheorie am Beginn von Kapitel 5.1.6). Außerdem ist es für die Wirkung von Kontingenzmanagement enorm wichtig, dass den Patienten das Vorgehen vorab erläutert wird. Das Verhalten der Therapeuten sollte für die Patienten so transparent wie möglich sein, so dass sie nachvollziehen können, dass es darum geht, gemeinsam daran zu arbeiten, die aufrechterhaltenden Faktoren ihrer Störung zu reduzieren. Sie sollten nicht das Gefühl haben, für ihr Verhalten bestraft zu werden.

Fallbeispiel: Arzt vom Dienst

Eine Patientin hat sich selbst verletzt. Sie macht erst einmal nicht auf sich aufmerksam, zeigt jedoch später den blutenden Arm mit mehreren tiefen Schnittwunden. Es blutet und sieht dramatisch aus. Kurzfristiges Therapieziel ist die Wundversorgung, längerfristiges Ziel die Reduktion des selbstverletzenden Verhaltens.

Umgang 1:

- Der Arzt vom Dienst (AvD) wird gerufen, er ordnet wegen möglicher Suizidalität eine Eins-zu-eins-Betreuung an.
- Die Patientin wird in Begleitung ins Kreiskrankenhaus gefahren, dabei findet ein langes Gespräch statt.
- *Konsequenzen kurzfristig:* Nach dem Schneiden erlebt die Patientin zunächst Entspannung und Hochgefühl. Beide Folgen sind starke (negative) Verstärker des selbstverletzenden Verhaltens. Zusätzlich erhält sie sehr viel Aufmerksamkeit und Zuwendung, die Profis übernehmen sofort die gesamte Verantwortung, was ebenfalls als stark (positiv) verstärkend erlebt wird.
- *Konsequenzen langfristig:* Nach der Rückkehr erlebt die Patientin Schuld und Scham und sagt sich: „Ich habe es schon wieder nicht selbst hingekriegt." Dies verstärkt ihre Hilflosigkeit und ihre Neigung, nicht selbst nach Lösungen ihrer Probleme zu suchen, sondern anderen die Verantwortung zu übergeben (ihre Selbstwirksamkeitserwartung sinkt). Bei der nächsten Krise wird sie sich mit hoher Wahrscheinlichkeit wieder selbst verletzen.

Außerdem hat sie evtl. eine entstellende Narbe mehr, die Wahrscheinlichkeit einer Sensibilitätsstörung steigt.

Umgang 2:
- Der AvD wird gerufen. Er schaut sich nur so lange die Wunde an, wie unbedingt nötig und überprüft knapp, aber hinreichend zuverlässig, ob Suizidalität vorliegt. Die Patientin berichtet, sie fühle sich besser, der Druck habe nachgelassen.
- Die Patientin fährt allein im Taxi ins Kreiskrankenhaus und wird dort chirurgisch versorgt.
- Es erfolgt kein Gespräch, nur der Hinweis, eine Verhaltens- bzw. Kettenanalyse zu erstellen, die im nächsten Therapiegespräch ausführlich besprochen wird. Bis das nächste Therapiegespräch stattfindet, gibt es eine Pause von mindestens 24 Stunden.
- *Konsequenzen kurzfristig:* Nach dem Schneiden erlebt die Patientin zunächst Entspannung und Hochgefühl, was eine starke (negative) Verstärkung mit sich bringt. Gleichzeitig steigt aber auch die Anspannung dadurch, dass sie allein ins Krankenhaus fahren muss und den Auftrag erhält, eine Verhaltens- bzw. Kettenanalyse zu erstellen, was als negative Konsequenz gewertet werden kann. Durch die ausbleibende Zuwendung kommen auch schnell Schuld- bzw. Schamgefühle auf.
- *Konsequenzen langfristig:* Das Muster Zuwendung durch Selbstverletzung funktioniert nicht mehr, stattdessen erfolgt die Zuwendung für die Auseinandersetzung mit dem Problemverhalten, was die Selbstverantwortung positiv verstärkt (z. B. durch Cheerleading bei einer guten Verhaltensanalyse).

Fallbeispiel: Selbstverletzung vor dem Wochenendurlaub

Eine Patientin verletzt sich regelmäßig am Freitag. Die Stationsregeln sehen dafür eine Urlaubssperre vor. In der Verhaltens- bzw. Kettenanalyse wird deutlich, dass die Patientin eine häusliche Konfliktsituation meiden will und dafür selbstverletzendes Verhalten einsetzt. Durch ein striktes Einhalten der Stationsregeln würde die Vermeidung des häuslichen Konfliktes der Patientin weiterhin aufrechterhalten werden, daher sollte sie in Belastungsurlaub fahren, unabhängig von einer Selbstverletzung am Freitag. Vor dem Belastungsurlaub muss natürlich eine Prüfung auf Suizidalität erfolgen.

Die beiden Fallbeispiele verdeutlichen, wie das Verhalten des Behandlungsteams auf die Aufrechterhaltung oder Reduktion des Problemverhaltens von BPS-Patienten wirkt. Gerade das Fallbeispiel „Selbstverletzung vor dem Wochenendurlaub" könnte bei Teammitgliedern und auch Patienten zu Irritationen führen, weil sie auf die Einhaltung von Stationsregeln bestehen (z. B. mit dem Argument der Ungerechtigkeit). In solchen Momenten ist es hilfreich, eine wichtige Haltung der DBT nochmals zu verdeutlichen: Jede Regel hat ihre Ausnahme. Anstatt unflexibel auf Regeln zu beharren, sollten Ausnahmen gestattet werden, wenn sie gut begründet werden können, da es um das therapeutische Ziel geht und nicht um die Regel an sich. Im beschriebenen Fall sind die Gründe für die Ausnahme die Reduktion von selbstverletzendem Verhalten sowie ein höherrangiges Therapieziel, nämlich lernen, sich Konflikten zu stellen.

Was passiert, wenn ein solches Kontingenzmanagement erfolgreich ist und zu wirken beginnt? Zur Veranschaulichung ist es gut, ein anderes Phänomen aus der Lernforschung zu kennen, den sogenannten „extinction burst". Extinktion an sich meint in diesem Fall, dass ein Mensch lernt, dass auf eine bestimmte Reaktion keine Verstärkung wie bislang mehr kommt. Extinktion führt also nicht wirklich zu einer Löschung, sondern eben viel mehr zum Lernen dieser neuen Erfahrung (Rescorla & Heth, 1975; Bouton & Bolles, 1979; Rescorla, 2004). Beim Einsetzen einer Extinktion, also dem Ausbleiben eines Verstärkers, versucht die betroffene Person automatisch, durch stärkere Reaktionen, die emotional sein können, oder auch durch tatsächliches Verhalten, die erwartete Verstärkung doch noch herbeizuführen.

Beispiele

- Jemand nimmt sich vor, ab jetzt auf Schokolade zu verzichten. Zunächst wird die Person ein deutlich stärkeres Verlangen nach Schokolade verspüren als normalerweise (emotionale Reaktion wird stärker durch Extinktion).
- Ein Kind, bei dem die Eltern versuchen, es von seinem Schnuller zu entwöhnen, wird den Schnuller erst einmal deutlich stärker einfordern.

Das bedeutet, dass das verstärkte Auftreten eines Verhaltens, nachdem dem Verhalten die Verstärkung entzogen wurde, kein schlechtes Zeichen ist, sondern letztlich zeigt, dass das Kontingenzmanagement wirkt.

Beispiel

Eine Selbstverletzung bekommt nicht mehr, wie bislang vom Patienten erfahren, viel Aufmerksamkeit, Zuwendung und Versorgung, sondern wird mit einem Timeout (z. B. Aussetzen der Einzeltherapie für 24 Stunden) begegnet, also genau dem Gegenteil, dem Entzug von übermäßiger Zuwendung. Der Patient wird möglicherweise daraufhin erst einmal verstärkt mit Selbstverletzung reagieren, bis er bei ausbleibender Zuwendung lernt, anders mit den Situationen umzugehen und sich dann durch funktionales Verhalten Aufmerksamkeit zu sichern.

Wichtig ist, zum einen standhaft beim Kontingenzmanagement zu bleiben, auch wenn es schwerfällt. Die Gefahr ist sonst sehr groß, dass – im Beispiel bleibend – jemand lernt: „Ich muss mich nur einfach mehr verletzten, dann bekomme ich wieder meine Aufmerksamkeit". Zum anderen ist es wichtig, dem Patienten das

Vorgehen zu erklären sowie seine innere Not zu validieren und so die Beziehung weiter zu erhalten und zu stärken.

5.1.7 Problemhierarchie

Ein Vorteil der DBT sowohl für den Patienten als auch den Therapeuten ist es, dass Therapiethemen nach einer übergeordneten Struktur abgearbeitet werden (vgl. Abbildung 6) und zusätzlich in jeder Einzelstunde nach einem gleichbleibenden Schema vorgegangen wird (vgl. Abbildung 7). Der Patient erhält so Kontrolle über die gleichbleibenden Abläufe und braucht nicht vor jeder Stunde Angst haben, was gleich auf ihn zukommen *könnte*. Der Therapeut profitiert von der Struktur insofern, als dass er bei der Fülle von Gesprächsthemen, mit denen er konfrontiert wird, sich dem Wichtigsten zuerst widmen kann und nicht gemeinsam mit dem Patienten von einem Thema zum nächsten springt, ohne dabei letztlich etwas zu bewirken. Die Behandlungsfoci werden *hierarchisiert* nach dem Verhalten, das gerade im Vordergrund steht (vgl. Abbildung 6). In einer stationären Therapie stehen vor allem die hierarchisch höheren Ziele im Vordergrund, sodass im ambulanten Setting zügig wieder am Problemverhalten gearbeitet werden kann.

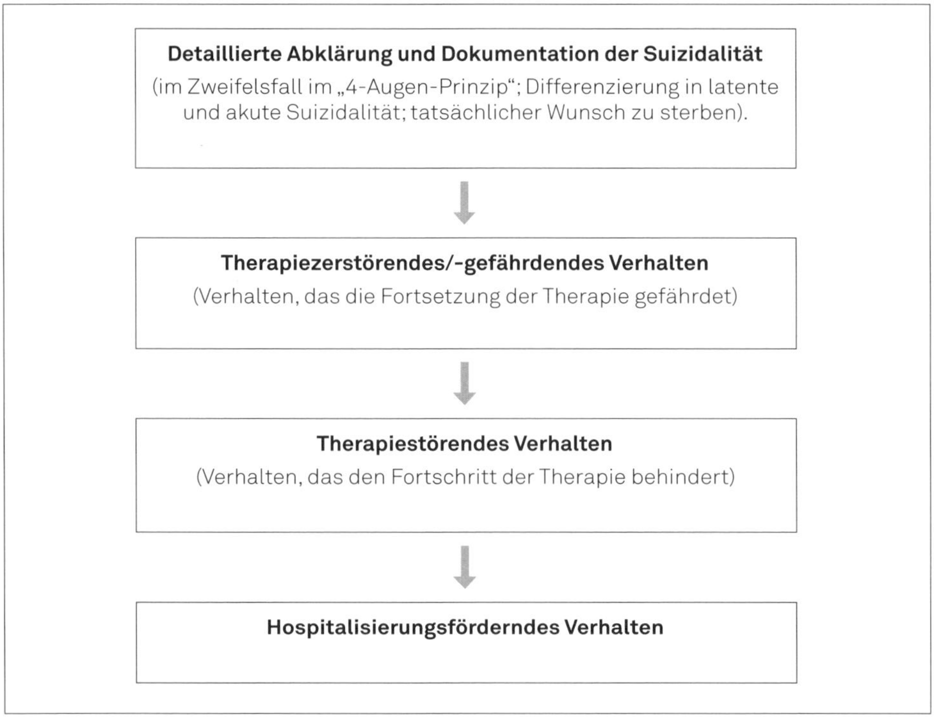

Abbildung 6: Hierarchie verschiedener Behandlungsfoci

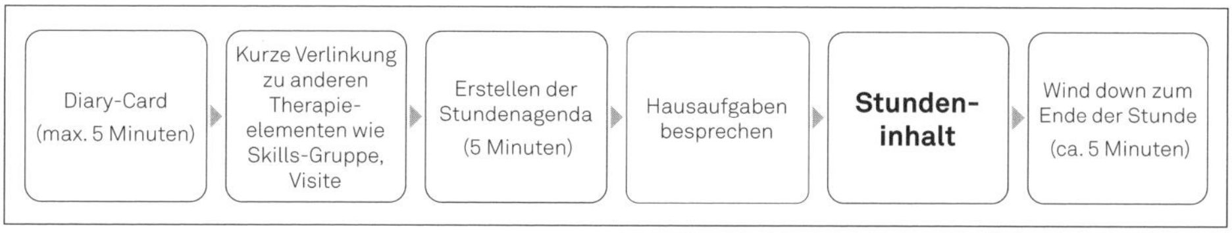

Abbildung 7: Darstellung Ablauf einer Einzelstunde

Im Rahmen der Einzelstunde kann die Diary-Card als Hilfsmittel zur Strukturierung herangezogen werden. Die Diary-Card führt der Patient solange, wie er dysfunktionales Verhalten zeigt, also suizidales, selbstverletzendes oder individuelles Problemverhalten (z. B. sozialer Rückzug, übermäßiges Schlafen oder Essanfälle). Das tägliche Protokollieren der individuellen Problemverhaltensweisen, der Anfälligkeitsfaktoren sowie der Anwendung von Skills hilft, zu Beginn einer jeden Stunde überblicksartig den Stand der Dinge zu besprechen und daraus die Stundenagenda zu erstellen (vgl. Abbildung 7).

Für das Vorgehen in der Stunde gilt immer, dass die „gefährlichsten" Verhaltensweisen zuerst bearbeitet werden. Dies verhindert, dass der Therapeut in Versuchung kommt, die Therapieeinheit zeitlich zu überziehen, weil das wichtigste Thema erst fünf Minuten vor Stundenende angesprochen wurde. Gleichzeitig sollte darauf geachtet werden, dass das Bearbeiten der Diary-Card nicht länger als ca. 5 Minuten dauert, damit es z. B. nicht zu einer Vermeidung der eigentlichen Arbeit – beispielsweise an Emotionen – kommt.

Daumenregel

Nur Nachfragen zur Diary-Card stellen, die mit maximal zwei Sätzen beantwortet werden können. Ist das nicht möglich und das Thema erscheint dem Therapeuten wichtig, wird mit dem Patienten besprochen, dass das Thema mit auf die Stundenagenda kommt.

So nützlich die Strukturvorgaben für die Therapie und vor allem für den Therapieerfolg auch sind, können Patienten zu Beginn irritiert sein, dass nicht alle ihre Themen besprochen werden, obwohl sie ihnen selbst gerade so wichtig und zentral erscheinen. An der Stelle ist es hilfreich, die Metapher „Acker umgraben" (vgl. Kasten) zu benutzen, um Patienten wertschätzend das Prinzip des Vorgehens zu erklären.

Metapher: Acker umgraben

„Stellen Sie sich vor, wir haben einen großen, vertrockneten Acker vor uns. O. k.? Können Sie es sich vorstellen? Gut. Und unser Ziel ist es nun, Wasser zu fin-

> den. Stellen Sie sich vor, wir fangen jetzt hier ein bisschen an zu buddeln, und dann springen wir weiter zu einer nächsten Stelle und buddeln da ein bisschen und dann wieder zu einer anderen Ecke des Ackers und fangen da auch an, ein bisschen zu buddeln ... Was glauben Sie, werden wir so auf Wasser stoßen? Genau, eher nicht. Um auf Wasser zu stoßen, ist es notwendig, dass wir an einer Stelle bleiben und uns durch die Erde graben, auch wenn es anstrengend und zeitintensiv ist, aber nur so, wenn wir ausdauernd an dieser einen Stelle graben, werden wir irgendwann auf Wasser stoßen. Nachvollziehbar? Hm, und so ähnlich ist es auch in der Therapie. Wenn wir an einem Thema weiterkommen wollen, brauchen wir ein bisschen Ausdauer, dranzubleiben, auch wenn es immer wieder Themen geben wird, die auf einmal auch sehr wichtig erscheinen."

Durch das anschauliche Bild ist es leichter, ein Commitment beim Patienten aufzubauen und ihn immer wieder zur Struktur zurückzubringen. Bevor eine Therapiestunde beendet wird, sollte es eine ca. fünfminütige Phase zum Runterkommen (wind down) geben. Wichtig ist außerdem, die Einzeltherapie mit dem Skills-Training zu verzahnen: Entsprechend sollte zu Beginn einer Stunde, nach dem Besprechen der Diary-Card, kurz gefragt werden, ob es Themen aus der Skills-Gruppe gibt, die besprochen werden sollen. Bei einer stationären Therapie bietet es sich zudem an, auch kurz danach zu fragen, ob spezielle Themen aus Visite oder anderen Therapieeinheiten aufgegriffen werden sollten.

5.2 Kernstück der Behandlung

In den Einzelgesprächen wird an den individuellen Problemen der Patienten gearbeitet. Im Folgenden werden die einzelnen Methoden beschrieben, die dazu in der DBT genutzt werden. Die Struktur einer Einzelstunde wurde bereits im Kapitel 5.1.7 vorgestellt (vgl. auch Abbildung 7 sowie das ausführliche Fallbeispiel in Kapitel 7.1).

5.2.1 Spannungsprotokolle

Patienten werden dazu angehalten, ein Spannungsprotokoll zu führen. Ziel ist es, zu lernen, die eigene Anspannung einzuschätzen und sensibel für Spannungsanstiege zu werden, um entsprechende Skills einzusetzen. Mithilfe eines Spannungsprotokolls kann die Anspannung von 0 (gar nicht angespannt) bis 100 (maximal angespannt) über 24 Stunden verteilt erfasst werden. Die Patienten werden dazu angehalten, einmal in der Stunde innezuhalten und ihre Anspannung einzuschätzen. Anhand von Spannungsprotokollen können Frühwarnzeichen auf den Ebenen Gedanken, Körpergefühle, Emotionen und Verhaltensimpulsen herausgearbeitet werden, die typisch für den Hochanspannungsbereich sind und in abgeschwächter Form schon im mittleren Bereich auftreten. Sobald ein Patient seine Anspannung adäquat einschätzen kann, ist es nicht mehr notwendig, ein Spannungsprotokoll zu führen. Die Psychoedukation zu den verschiedenen Anspannungsbereichen sowie die Einführung in die Anwendung des Spannungsprotokolls können im Rahmen des Skills-Trainings stattfinden.

5.2.2 Diary-Card (Wochenüberblick)

Durch die Selbstbeobachtung mithilfe der Diary-Card soll eine bessere Einschätzung eigener Verhaltensweisen, Anfälligkeitsfaktoren, Aktivitäten und Erfolge gelingen. Darüber hinaus soll mehr Kontrolle über das eigene Verhalten erlangt werden, die Patienten sollen sensibler für Auslöser problematischer Verhaltensweisen werden, Therapeuten erhalten einen schnellen Überblick über wesentliche Dinge, die in der Woche passiert sind.

Patienten schätzen täglich ihr dysfunktionales Verhalten (suizidales, selbstverletzendes und individuelles Problemverhalten, Drogenkonsum) und ihre Erfolge, schöne Erlebnisse sowie das Ausdrücken von Mitgefühl sich selbst gegenüber ein. Dazu können Vordrucke verwendet werden oder es kann gemeinsam mit dem Patienten eine individuelle Diary-Card erstellt werden. Es sollten in jedem Fall das wesentliche Problemverhalten erfasst werden sowie ausgleichende positive Faktoren (Erfolge, Selbstzuwendung etc.). Eine Diary-Card wird solange geführt, wie das Problemverhalten auftritt. Anschließend empfiehlt es sich, die Diary-Card noch weitere drei Monate in der Therapie mitlaufen zu lassen, u.a. um Rückfälle vorzubeugen und um (gemeinsam mit dem Therapeuten) die lange Zeit ohne dysfunktionales Verhalten zu feiern.

5.2.3 Verhaltens- bzw. Kettenanalysen

Das Ziel von Verhaltens- bzw. Kettenanalysen ist es, die aufrechterhaltenden Faktoren für dysfunktionales Verhalten herauszufinden, also den sogenannten guten Grund, den jeder Mensch für sein ausgeübtes Verhalten hat, es sei denn, er ist nicht steuerungsfähig. Dieser gute Grund ist eine unmittelbar auf die Verhaltensausübung folgende positive Konsequenz oder die Wegnahme eines negativen Reizes und verstärkt entsprechend das Verhalten. Es kann sich dabei um wenige Sekunden handeln, in denen die positive Konsequenz nur wirkt und bald danach von unangenehmen Konsequenzen gefolgt wird. Eine Verhaltensanalyse bietet die Grundlage für eine Lösungsanalyse.

Unabhängig davon, ob eine Verhaltens- oder Kettenanalyse angewendet wird, geht es darum, herauszufinden, wie ein dysfunktionales Verhalten zustande gekommen ist. Bei einer klassischen Verhaltensanalyse wird sich dazu die Situation angeschaut, die zu dem problematischen Verhalten geführt hat und welche emotionalen, körperlichen und kognitiven Reaktionen es neben dem Verhalten noch gab. Außerdem werden die kurz- und langfristigen Konsequenzen des Verhaltens betrachtet. In einer Kettenanalyse wird kleinschrittiger vorgegangen: Man startet in der Regel 24 Stunden vor dem eigentlichen Problemverhalten. Ein jedes Kettenglied, was zu diesem Verhalten beigetragen hat, wird notiert. Dabei können solche Glieder Situationen, Gedanken, Emotionen, körperliche Gefühle oder Verhaltensweisen sein. Die Kettenanalyse erlaubt durch das detaillierte Besprechen der einzelnen inter- und vor allem intrapsychischen Prozesse, denjenigen Moment herauszufinden, in dem die Steuerungsfähigkeit stark reduziert ist und es zu automatisch ablaufenden Verhaltensmustern kommt („Point-of-no-return"). Wenn man nicht 24 Stunden vor dem Problemverhalten startet, sollte zumindest immer vor dem „Point-of-no-return" mit der Analyse begonnen werden. Die Kettenanalyse ist die Grundlage für die Lösungsanalyse. Es geht darum, herauszufinden, wie der „Point-of-no-return" das nächste Mal verhindert werden kann, indem der Patient vorher schon Skills anwendet und seine Anspannung entsprechend funktional reguliert.

5.2.4 Hausaufgaben

Das Ziel von Hausaufgaben ist es, Patienten auch außerhalb der Therapiesitzung zum Üben neuer Verhaltensweisen, zur Selbstbeobachtung oder zur Reflexion anzuregen, um so einen Transfer des Gelernten in den Alltag zu ermöglichen, eine Verfestigung des Gelernten zu erzielen und langfristig eine Unabhängigkeit vom Therapeuten mit einhergehender Selbstständigkeit des Patienten zu erreichen.

Empfehlenswert ist es, Hausaufgaben auszuwählen, die entweder das Besprochene aus der Stunde nochmals aufgreifen und damit festigen oder das Besprochene nun im Alltag zur Anwendung kommen lassen. Ebenso können Aufgaben gegeben werden, die vorbereitend für das nächste Thema in der Therapie sind.

Absolut wichtig ist es, Hausaufgaben und jegliche Protokolle, die der Patient führt, zu besprechen. Patienten sollten unbedingt für die Anstrengung, die sie geleistet haben, verstärkt werden. Es ist davon auszugehen, dass Hausaufgaben und Protokolle, die nicht besprochen werden, auch nicht länger fortgeführt werden. Sollte zu wenig Zeit sein, um Hausaufgaben zu besprechen, sollte zumindest thematisiert werden, warum man sich den Hausaufgaben o. Ä. jetzt nicht widmen kann und es sollte festgelegt werden, wann der Therapeut und Patient dies dann nachholen werden.

Was tun, wenn Hausaufgaben, Verhaltensanalysen etc. nicht gemacht werden?

Wenn keine Hausaufgaben oder Kettenanalysen gemacht und keine Diary-Card bearbeitet wurde, dann wird dies in der Stunde nachgeholt. Die negative Konsequenz des Vorgehens, dass keine Zeit für andere Themen in dieser Stunde zur Verfügung steht, soll dazu führen, dass Patienten die Hausaufgaben oder Analysen das nächste Mal wieder zwischen den Therapieeinheiten erledigen. Außerdem ist es unangenehm, die ganze Stunde mit dem eigenen Versäumnis beschäftigt zu sein.

Nach Möglichkeit sollten lange Diskussionen darüber, warum die Aufgaben nicht erledigt wurden, vermieden werden. Vielmehr sollte im Sinne einer Commitmentstrategie die Betonung auf der eigenen Entscheidung liegen, womit der Patient sich in seiner freien Zeit beschäftigt und was das gleichzeitig für die Erreichung der gemeinsam vereinbarten Ziele bedeutet. Hilfreich kann es sein, Folgendes zu veranschaulichen: Neues Verhalten zu lernen und an die Stelle von altem zu setzen, ist für jeden Menschen schwierig und kostet viel Anstrengung. Die Woche hält 168 Stunden bereit. Es ist ziemlich aussichtslos, sich nur eine Stunde in der Woche mit neuem Verhalten zu beschäftigen und in der Zwischenzeit nichts dafür zu tun.

5.3 Skills-Training

Im Skills-Training werden Fertigkeiten, sogenannte Skills, vermittelt, die kurzfristig helfen und langfristig nicht schaden. Bei der Vermittlung von Skills ist es entscheidend, dass ausführlich erläutert wird, dass Skills natürlich nicht so schnell und bequem helfen wie die gewohnten Verhaltensweisen.

Beispiel

Um sich am Feierabend zu entspannen, ist es hilfreich, zu meditieren. Der Genuss von Alkohol wird aber deutlich schneller zur kurzfristigen Erholung beitragen, gerade wenn Alkohol bislang das Mittel der Wahl war, um sich täglich zu regulieren.

Es empfiehlt sich, mit Patienten realistisch das Wirken von Skills im Vergleich zu bisherigen dysfunktionalen Verhaltensweisen zu besprechen. Veranschaulicht werden kann das mit einem Pro- und Contra-Schema wie in Abbildung 4 dargestellt, wobei in diesem Fall dann eine Gegenüberstellung der Vor- und Nachteile des Problemverhaltens vs. der Skills-Anwendung erfolgt. Im Anschluss bietet sich die Arbeit mit dem Skill „Entscheidung für einen neuen Weg" an, bei dem es explizit darum geht, sich für einen neuen Weg zu entscheiden (vgl. Modul Stresstoleranz in Kapitel 5.3.1).

Was Skills sind und was es zu beachten gilt

- Skills = Fertigkeiten, die kurzfristig helfen, Verhalten oder Erleben zu regulieren und langfristig nicht schaden.
- Für eine Skills-Anwendung braucht es die Wahrnehmung von dysfunktionalen Verhaltensimpulsen und die Selbstinstruktion, stattdessen Skills anzuwenden.
- Es gilt, realistische Erwartungen in Bezug auf die Wirkung von Skills beim Patienten aufzubauen: Skills wirken nicht so schnell und effektiv wie die meisten Problemverhaltensweisen (eine Runde Joggen gehen vs. Alkohol trinken).
- Commitment für Skills-Anwendung überprüfen.
- Skills sollten unbedingt in stressfreien Phasen eingeübt werden, um sie dann in Momenten der Anspannung gezielt einsetzen zu können. Außerdem wirken nicht alle Skills zur Anspannungsregulation gleich effektiv bei jeder Person.
- Die Patienten sollen dazu angehalten werden, einen Notfallkoffer mit den wichtigsten Skills anzulegen und bei sich zu tragen.
- Die Qualität der Skills ist entscheidend, nicht die Quantität.

Das Skills-Training findet im Optimalfall parallel zur Einzeltherapie statt, in welcher es vor allem in Phase 1 um die Reduktion suizidaler und anderer, individueller dysfunktionaler Verhaltensweisen geht. In der Einzeltherapie gibt es nicht ausreichend Raum für die Vermittlung umfangreicher Skills. Das Skills-Training untergliedert sich in fünf verschiedene Module: Stresstoleranz, Umgang mit Gefühlen, Achtsamkeit, Selbstwert und zwischenmenschliche Fertigkeiten. Ein sechstes optionales Modul behandelt Skills zum Thema Sucht.

Die DBT wird häufig mit dem „Igelball" und somit mit den Skills zur Stresstoleranz assoziiert. Natürlich sind diese bedeutsam, gerade auch für den stationären Bereich in den Pfaden für akute Patienten oder Krisenpatienten. Die Assoziation der DBT mit dem Modul Stresstoleranz greift allerdings zu kurz und reduziert sie auf ein zwar sehr hilfreiches Training, das aber nur die notwendige Vorbereitung darstellt, damit Patienten ihre Anspannung selber so gut regulieren können, um kein suizidales, selbstverletzendes oder therapiegefährdendes Verhalten mehr zu zeigen und so an ihren individuellen Zielen zu arbeiten. Die beiden wichtigsten Module des Skills-Trainings sind die Module „Achtsamkeit" und „Umgang mit Gefühlen". Diese sollten nach Möglichkeit in ein stationäres DBT-Programm aufgenommen werden. Das Skills-Training kann anhand des Manuals „Interaktives Skillstraining für Patienten mit Borderline-Störung" von Martin Bohus und Martina Wolf-Arehult (2013) durchgeführt werden.

5.3.1 Modul 1: Stresstoleranz

Stresstoleranz-Skills sind Skills, die zum einen die Funktion haben, Hochanspannung zu regulieren, also direkt der Krisenbewältigung dienen, und zum anderen durch das Annehmen von Realität und Verantwortung Hochanspannungsphasen vorbeugen sollen. Patienten werden in diesem Modul in das Thema Anspannung eingeführt (vgl. unten stehenden Kasten zur Psychoedukation, sowie Tabelle 6 auf S. 84) und dazu angehalten, stündlich ihren Spannungszustand einzuschätzen und zu protokollieren. Das Führen eines Spannungsprotokolls ist eine sehr wirkungsvolle Methode, um überhaupt die eigene Anspannung wahrzunehmen und eine Grundlage dafür zu schaffen, ggf. Stresstoleranz-Skills anzuwenden. Häufig berichten Patienten, dass sie plötzlich in einer Anspannung von über 70 waren und sich dann automatisch selbstverletzt haben. Auch wenn es sich um sehr automatisierte Verhaltensweisen handelt, die eine lange Lerngeschichte aufweisen, wird trotzdem an einem bestimmten Punkt eine bewusste Entscheidung für eine bestimmte Verhaltensweise/Reaktion gefällt. Ziel der Therapie ist es, die Entscheidungsprozesse den Patienten wieder zugänglich zu machen. Erster Schritt ist die Selbstbeobachtung der eigenen Anspannung, um die eigenen Frühwarnzeichen herauszuarbeiten und dann rechtzeitig gegenwirken zu können. Tabelle 6 zeigt für unterschiedliche Anspannungsbereiche mögliche Skills. Entscheidend ist nicht die Quantität der Skills, die ein einzelner Patient hat, sondern vielmehr die Qualität, die Anspannung damit gut regulieren zu können. Skills zur unmittelbaren Krisenbewältigung zielen häufig auf die sensorische Wahrnehmung der Patienten ab. Ziel ist es, mit starken Sinnesreizen das Gehirn zu „zwingen" ins Hier und Jetzt zu kommen und gedankliche Prozesse zu unterbrechen. Aber auch andere Form von Ablenkung wie Bewegung oder kognitive Ablenkung durch sogenannte Hirn-Flick-Flacks (z.B. „Substrahiere immer 7, beginnend bei der Zahl 1.345") gehören zu den Stresstoleranz-Skills. Weitere Skills zum Annehmen der Realität, die präventiv und langfristig wirken sollen, beschäftigen sich mit der Entscheidung für einen neuen Weg, radikaler Akzeptanz und innerer Bereitschaft. Sie sind vor allem für Patienten geeignet, die dazu neigen „mit dem Kopf durch die Wand" zu wollen, Dinge zu erzwingen, die Wirklichkeit nicht annehmen und notwendiges Verhalten ablehnen oder vermeiden. Gerade bei der Einübung dieser Skills braucht es zusätzlich Geduld, weil keine schnelle Wirksamkeit erzielt wird, es gilt: „Übung macht den Meister".

Psychoedukation zu verschiedenen Spannungsbereichen

Zu Beginn einer Behandlung, z.B. im Rahmen der Aufklärung über die Diagnose, ist es wichtig, den Patienten die verschiedenen Anspannungsbereiche zu erklären (vgl. Tabelle 6). An dieser Stelle ist es sinnvoll zu erläutern, dass eine

Person aufgrund ihrer Neurobiologie zum einen deutlich schneller in eine höhere Anspannung kommen kann als eine andere Person und zum anderen dort auch länger verweilen kann. Gleichzeitig ist es wichtig zu verdeutlichen, dass es nicht realistisch und auch nicht erstrebenswert ist, ein Leben anzustreben, das sich nur im unteren Anspannungsbereich zwischen 0 und 30 bewegt. Gegebenenfalls kann an dieser Stelle auch das Yerkes-Dodson-Gesetz (Yerkes & Dodson, 1908) eingeführt werden, welches die kognitive Leistungsfähigkeit in Abhängigkeit von der allgemeinen Erregung abbildet, und damit veranschaulicht, dass Menschen für eine hohe Leistungsfähigkeit ein mittleres Aktivierungsniveau benötigen. Entscheidend ist es also, dass Patienten im mittleren Anspannungsbereich bemerken, wenn ihre Anspannung immer mehr ansteigt, so dass sie rechtzeitig die erlernten Skills anwenden können, um einen zu hohen Anstieg der Anspannung vorbeugen zu können.

Tabelle 6: Spannungsbereiche mit möglichen zugehörigen Gedanken, Verhaltensimpulsen, Körpergefühlen und Emotionen sowie Beispiele für adäquate Skills

	Anspannungsbereiche	**Mögliche Skills**	
100	**Hochanspannungsbereich**	Stresstoleranz-Skills (Igelball, Ammoniak, Chilischote etc.)	**Achtsamkeit als Basis aller Skills**
90	Gedankenkreisen, Fluchtimpulse, Unruhe, Panik, Wut etc.		
80			
70		Hirn-Flick-Flacks	
60	**Frühwarnzeichen** Gedanken eingeengter, drängendere Handlungsimpulse, Unruhe steigt, Gefühle intensiver	Emotionsregulation, Validieren etc.	
50	**Mittlerer Anspannungs- und Arbeitsbereich**	Emotionsregulation, Zwischenmenschliche Fertigkeiten	
40	Konzentration, fokussierte Handlungen, Antrieb, weniger intensive Gefühle		
30	**Niedriger Anspannungsbereich**		
20	Gedanken, keine spezifischen Handlungsimpulse, Entspannung, Gelassenheit		
10			
0			

5.3.2 Modul 2: Achtsamkeit

Achtsamkeit ist die Basis aller Skills, weil die anderen Skills erst in Anwendung kommen können, wenn Patienten fähig sind, den eigene Ist-Zustand, das Hier und Jetzt wahrzunehmen. Dazu bedarf es eines, manchmal nur ganz kurzen Innehaltens. Durch einfache Übungen über ca. zwei Minuten wird die Konzentration auf das Hier und Jetzt trainiert. Nur der gegenwärtige Moment kann beeinflusst werden. Eine bewusste Entscheidung für eine Handlung kann eine Person nur treffen, wenn sie sich im gegenwärtigen Augenblick befindet. Auch die Unterscheidung zwischen „Heimatfilm“ (alte, oft traumatische Netzwerke aufgrund früherer Verletzungen und dysfunktionale Grundannahmen sind aktiv und beeinflussen die Wahrnehmung) versus „Tagesschau“ (was passiert wirklich im Hier und Jetzt) wird durch ständiges Innehalten und Fokussierung der Aufmerksamkeit auf das reale Geschehen erleichtert (vgl. Kasten in Kapitel 5.3.3). Der Einsatz von Achtsamkeitsübungen wie konzentriertes Hören oder den Raum beschreiben sind auch bei Patienten mit einer anderen Diagnose oder in einer akuten Krise hilfreich. Insbesondere Körperübungen fallen Patienten bei der ersten Beschäftigung mit Achtsamkeit schwer, dies gilt vor allem auch für Patienten mit einer Essstörung. Aber auch die klassischen Achtsamkeitsübungen, die häufig mit dem Atem als Zentrierung arbeiten, müssen gut erklärt werden. Wichtig bei der Vermittlung von Achtsamkeit und der Durchführung von Übungen ist es, zu erklären, warum die jeweilige Übung eine Achtsamkeitsübung ist und worauf geachtet werden soll (z. B. welche Gedanken auftreten können, welche Gefühle, Handlungsimpulse oder Körperreaktionen spürbar sein können). Viele der heute angewendeten Achtsamkeitsübungen sind gleichzeitig auch Übungen zur Konzentration oder dienen der Auflockerung in der Gruppe. Entscheidend ist, dass jedem Teilnehmer deutlich wird, warum Übung die Achtsamkeit trainiert (vgl. Kasten).

Achtsamkeitsübung

„Bitte setzen Sie sich aufrecht, in eine achtsame Körperhaltung hin. Dafür rutschen Sie gerne an den Rand Ihres Stuhls, so schiebt sich Ihr Becken nach vorne und Sie sitzen automatisch gerade. Ihre Hände können Sie leicht geöffnet auf Ihren Oberschenkeln ablegen. Die Augen dürfen Sie gerne schließen oder vor sich ins Leere schauen, den Blick weit werden lassen. Ich möchte Sie nun bitten, dass Sie sich eine Minute Zeit nehmen, sich auf Ihren Atem zu konzentrieren. Gedanken, Gefühle oder Ähnliches, alles was hochkommt, lassen Sie an sich vorbeiziehen und kehren immer wieder zum Atem zurück, bis der Gong der Klangschale ein zweites Mal ertönt *(Gong ... Gong)*.

Was haben Sie wahrgenommen? Was fiel Ihnen auf? Warum war das eine Achtsamkeitsübung?“

5.3.3 Modul 3: Umgang mit Gefühlen

Neben dem Modul Achtsamkeit ist das Modul Umgang mit Gefühlen das wichtigste Modul im gesamten Skills-Training. Es geht darum, zu lernen, Gefühle wahrzunehmen und zu regulieren. Borderline-Patienten erleben nicht nur extrem starke und schnell wechselnde Gefühle, sondern auch Zustände von Gefühlsleere oder Gefühlschaos. Vor allem unter stärkerer Anspannung sind sie häufig nicht in der Lage, ein Gefühl zu erkennen und zu benennen. Oft können sie auch nicht einschätzen, ob ein Gefühl zur Situation passt (Heimatfilm vs. Tagesschau, vgl. Kasten) und ob es in seiner Stärke angemessen ist. Auch wird in diesem Modul versucht, das Gesundheitsbewusstsein zu fördern. Borderline-Patienten verstärken ihre Anfälligkeit für Hochspannungszustände oft, indem sie unregelmäßig essen, zu wenig trinken (weniger als einen Liter am Tag), Erkrankungen nicht behandeln lassen und Suchtmittel konsumieren. Angezeigt ist hier die Nutzung des Skills „ABC GESUND“.

Heimatfilm vs. Tagesschau

Mit diesen zwei Filmgenres werden zwei Begriffe eingeführt, um den Patienten in der Therapie schnell darauf hinweisen zu können, wenn er auf eine aktuelle Situation mit früher angelegten Mustern reagiert (Heimatfilm) im Vergleich zu einer Bewertung der Situation aus heutiger Sicht (Tagesschau).

Beispiel: Frau S.

Frau S. ist in ihrer ersten Beziehung häufig mit anderen Frauen betrogen und darüber hinaus belogen worden. Als ihr neuer, sehr fürsorglicher Partner eine Nachricht von einer guten Freundin erhält, flippt sie aus und wirft ihm Untreue vor. Sie reagiert aufgrund der früheren Erfahrungen und dem darauf basierenden emotionalen Netzwerk (Heimatfilm) sehr eifersüchtig, anstatt im Hier und Jetzt zu einer Bewertung der gegenwärtigen Situation zu kommen: „Schön, dass mein Partner beliebt ist und Freunde hat, die sich nach ihm erkundigen. Er ist gerade bei mir und wir essen zusammen, was er zuvor für mich gekocht hat, es gibt keine Anhaltspunkte dafür, dass er mich betrügt (Tagesschau)“.

5.3.4 Modul 4: Zwischenmenschliche Fertigkeiten

Intensive und instabile, von Idealisierung und Entwertung geprägte Beziehungen sowie eine erhöhte Sensitivität für Ablehnung im sozialen Kontext sind ebenfalls therapeutischer Fokus in der DBT. Eine Verbesserung der sozialen Fertigkeiten kann im stationären Behandlungsrahmen nur angestoßen werden und ist ein wichtiges Thema der ambulanten Behandlung. Gleichzeitig ist der große Vorteil einer stationären DBT-Behandlung, dass das soziale Kompetenztraining nicht nur innerhalb der Skills-Gruppe für zwischenmenschliche Fertigkeiten erfolgt, sondern auch im alltäglichen Zusammenleben mit den anderen Patienten, in einer zweimal wöchentlich stattfindenden Selbsthilfegruppe ohne Therapeuten und in allen anderen Gruppentherapien. Schwerpunkte sind dabei respektvolles und validierendes Miteinander, basale Techniken des Zuhörens und der Rückmeldung sowie Rollenspiele zu schwierigen Fertigkeiten wie Bitte- und Nein-Sagen sowie Umgang mit Kritik.

5.3.5 Modul 5: Selbstwert

Ziel des Moduls Selbstwert ist es, die Wahrnehmung der Patienten für dysfunktionale Einstellungen sich selbst gegenüber zu schärfen, diese zu relativieren und durch angemessenere Einstellungen zu ergänzen. Gerade die Arbeit an Grundannahmen und Glaubenssätzen bedarf ihrer Zeit und kann im Rahmen eines stationären Behandlungssettings nur begonnen werden. Sehr hilfreich und gut anzuwenden sind die Skills zur besseren Selbstwahrnehmung und Selbstfürsorge (z. B. Skill „Frust ausbalancieren"). Borderline-Patienten sind häufig hart zu sich selbst, verlangen sich viel ab und sind der Überzeugung nichts Gutes verdient zu haben. Daher sind schon basale Elemente zur Selbstfürsorge sehr hilfreich und gerade zu Beginn zielführender als z. B. die ausgiebige Arbeit mit dem „inneren Kind". Eine verbesserte Selbstfürsorge beugt gleichzeitig anderen Symptomen der Erkrankung vor (Hochanspannung, impulsives Verhalten, Wutausbrüche etc.).

Skill: Frust ausbalancieren

Im Leben eines jeden Menschen passieren unvorhergesehene und nicht erwünschte Dinge. Darüber hinaus werden die meisten Menschenleben auch durch Pflichten und Verantwortung geprägt. Zu einem ausgeglichenen Leben gehören schöne, angenehme Erlebnisse, die sich die Waage mit unangenehmen Erfahrungen halten sollten. Der Skill „Frust ausbalancieren" zielt darauf ab, dass Patienten sich gezielt vornehmen, selbstfürsorgliche Aktivitäten einzuplanen, um den aufkommenden Alltagsfrust und Belastungen geschickt auszugleichen. Dazu kann es auch gehören, jeden Tag zu resümieren, was gut geklappt hat oder wofür man dankbar ist.

5.4 Ergänzende stationäre Angebote

Da viele Betroffene „im Krieg“ mit ihrem Körper leben, eine komorbide Essstörung haben oder ihren Körper bei dissoziativen Symptomen nicht spüren, ist es sinnvoll, im Rahmen der stationären Behandlung auch eine Körpertherapie anzubieten. Diese findet einzeln und in der Gruppe statt und hat folgende Schwerpunkte: Körperwahrnehmung üben, den Körper zur Spannungsregulation nutzen lernen und Freude an der Bewegung entwickeln, um Frieden mit dem eigenen Körper zu finden. Ergänzt wird das stationäre Programm durch eine Psychoedukationsgruppe zur Borderline-Störung. Ziel ist es, dass Patienten Spezialisten für die eigene Störung werden. Kreative Beschäftigungen im Rahmen der Ergotherapie runden das Programm ab.

6 Die Behandlungspfade „Akut“, „Krise“ und „DBT“

6.1 Die Idee der drei Behandlungspfade – Aufbau und Erfahrungen

Beim Aufbau eines stationären DBT-Programms kann man aus verschiedenen Gründen an Grenzen stoßen (vgl. auch Tabelle 7). Wie bereits erwähnt, kann (1) ein Mangel an Commitment und die Nichterfüllung von bestimmten Voraussetzungen für eine Psychotherapie sowie (2) ein unterschiedlich großer Anteil allgemeinpsychiatrischer, substanzbezogener oder sonstiger komorbider Symptome dazu führen, dass nicht jeder BPS-Patient in ein spezifisches DBT-Programm aufgenommen werden kann. Für die meisten Verhaltensweisen, Syndrome und komorbiden Störungen, die BPS-Patienten aufweisen, gibt es in der Allgemeinpsychiatrie, Suchtbehandlung und der DBT einzelne Behandlungsbausteine. Eine Lösungsstrategie besteht darin, diese Bausteine so zusammenzusetzen bzw. in eine solche Abfolge zu bringen, dass am Ende eine möglichst erfolgreiche Behandlung der Borderline-Störung selbst und nicht nur ihrer Krisen und komorbiden Störungen in der Psychiatrie erfolgen kann. Der hier vorgestellte Weg besteht darin, eine DBT-Spezialstation (Pfad „DBT“, vgl. Kapitel 6.8) um zwei weitere Behandlungspfade zu ergänzen (Pfad „Akut“ und Pfad „Krise“, vgl. Kapitel 6.6 und Kapitel 6.7), wodurch eine stärkere Inklusion von zunächst nicht DBT-fähigen BPS-Patienten in ein DBT-Programm erzielt werden kann (vgl. auch Tabelle 7).

Tabelle 7: Erfahrungen beim Aufbau eines stationären DBT-Programms und Schlussfolgerungen für die Praxis

Problem 1: Patient ist sehr stark belastet	Wenn zu schwer kranke Patienten in das DBT-Programm eingeschlossen werden, birgt dies das Risiko, dass ein zu geringes Funktionsniveau für die intensive Therapie vorliegt, was zu Misserfolgen bei der Teilnahme am stationären DBT-Programm führen kann und somit zu Versagensgefühlen, die für die schwere Erkrankung aufrechterhaltend wirken, vor allem, wenn es deswegen zu einem Therapieabbruch kommt.

Tabelle 7: Fortsetzung

Beispiele	Patienten mit schwer depressiver Episode zeigen starke Konzentrationsschwierigkeiten und fehlende Belastbarkeit. Misserfolge verstärken depressive Symptomatik. Patienten mit schweren dissoziativen Zuständen verlieren häufig den Faden, können Lerninhalte nicht aufnehmen. Misserfolge verstärken das Schamgefühl und die Selbstabwertung.
Mögliche Lösung	Nur Patienten einschließen, deren komorbide Störungen ausreichend vorbehandelt sind und deren Funktionsniveau hinreichend für das anstrengende Wochenprogramm ist. Die Vorbehandlung von Komorbiditäten erfolgt – je nachdem welche klinischen Syndrome im Vordergrund stehen – entweder im zusätzlichen Behandlungspfad „Akut" mit allgemeinpsychiatrischen Mitteln oder auf einer anderen störungsbezogenen Station. Ein schwer depressiver Patient mit ausgeprägter Boderline-Störung wird zunächst im Behandlungspfad „Akut" behandelt, nach der Besserung der depressiven Symptomatik erfolgt noch bei ausklingender antidepressiver Behandlung die Commitmentarbeit im Pfad „Akut". Gelingt diese, kann der BPS-Patient nach einem Intervall in das DBT-Programm übergehen. Steht die Depression stark und rezidivierend im Vordergrund und die emotionale Instabilität ist nur leicht oder mäßig ausgeprägt, kann eine Depressionsstation oder allgemeinpsychiatrische oder allgemeine Psychotherapiestation vorzuziehen sein. Sollte dann überhaupt noch eine DBT indiziert sein, kann diese ambulant erfolgen.
Problem 2: Patient nimmt viele, hochdosierte Medikamente	Wenn Patienten in das Programm eingeschlossen werden, die bislang ihre Hochanspannung mit Substanzen wie Quetiapin, Pregabalin, Neuroleptika oder starken Schmerzmitteln behandelten, schränkt dies die Fähigkeit zum Erlernen von Skills zur Regulation von Hochanspannung ein, was zur Aufrechterhaltung des selbstverletzenden Verhaltens führt.
Beispiel	Eine Patientin wird aus einer anderen Klinik überwiesen und nimmt als Dauermedikation Aripiprazol, Lorazepam und Mirtazapin. Sie berichtet, dass man ihr Neuroleptika gegen ihre massiven Spannungszustände gegeben habe, weil Skills nicht helfen würden. Tatsächlich misslingen ein Absetzversuch und die Anwendung von Stresstoleranz-Skills zunächst (vgl. auch Kapitel 7, Fall 2).
Mögliche Lösung	Es sollte eine Medikamentenreduktion vor dem Einschluss in das Programm stattfinden.

Tabelle 7: Fortsetzung

Problem 3: Fehlendes Commitment	Wenn Patienten stark belastet sind, neigen Therapeuten dazu, zügig einen Therapieplatz anbieten zu wollen, obwohl evtl. kein ausreichendes Commitment seitens des Patienten vorliegt. Infolgedessen fällt es dem Patienten schwer, sich auf die Therapie einzulassen, und die ersten unvermeidlichen Schwierigkeiten aus- und durchzuhalten, was häufig zu Therapieabbrüchen führt und die Belastung des Patienten weiter erhöht.
Beispiel	Eine Patientin wird schnell in das DBT-Programm aufgenommen, dabei hat sie noch die „Hintertür Suizid" offen. Dadurch fällt es ihr schwerer, Interventionen oder Skills als Alternative anzunehmen und zu üben, was bei der sehr strukturierten DBT zu einem Therapieabbruch führt und zu einer noch stärkeren Belastung der Patientin als vor der Aufnahme in das Programm.
Mögliche Lösung	Intensive Commitmentarbeit und Prüfung des Commitments vor der Aufnahme in das Programm, Einhaltung der Wartezeiten vor dem ambulanten Vorstellungsgespräch, der Bedenkzeit danach sowie der erneuten Wartezeit auf einen Aufnahmetermin. Die Erfahrung zeigt, dass dieser zeitliche Vorlauf das Therapiecommitment stärkt und somit auch den Drop-Out senken kann.
Problem 4: Drogen-/ Alkoholkonsum	Wenn Patienten bei Aufnahme in das Behandlungsprogramm noch regelmäßig Drogen oder Alkohol konsumieren im Sinne eines Missbrauchs (oder sogar Abhängigkeit), führen Suchtdruck und Entzugserscheinungen zu erheblichen Schwierigkeiten, das Therapieprogramm durchzuhalten. Das auf Suchtmittel fixierte Denken verhindert eine ausreichende Konzentration auf das Einüben alternativer Strategien. Es kommt möglicherweise zu einem Therapieabbruch, der weiteren Suchtkonsum begünstigt.
Beispiel	Eine Patientin konsumiert regelmäßig THC und schafft es nicht, während der Behandlung darauf zu verzichten. Es wird bald deutlich, dass sie stärker abhängig ist, als es noch zu Beginn schien. Eine Therapie ist aufgrund des Konsums nicht möglich, weil keine ausreichende Lernfähigkeit vorliegt bzw. in Abstinenzzeiten Entzugserscheinungen zu deutlich reduzierter Leistungsfähigkeit führen. Skills werden als weniger hilfreich erlebt. Die Therapie wird abgebrochen, die Patientin konsumiert weiter und „rutscht" noch tiefer.
Mögliche Lösung	Auch wenn für das DBT-Programm nur eine ausgeprägte Abhängigkeit eine Kontraindikation ist, hat die Erfahrung gezeigt, dass bei einem regelmäßigen Alkohol- oder Drogenmissbrauch entweder vor dem Beginn des Programmes eine gewisse Zeit der Abstinenz vorliegen sollte oder die spezialisierte DBT-Sucht die Behandlung der Wahl ist.

Tabelle 7: Fortsetzung

Problem 5: Soziale Probleme	Wenn Patienten erhebliche psychosoziale Probleme zu Beginn der Therapie aufweisen wie fehlender fester Wohnsitz, finanzielle Schwierigkeiten, keine Kinderversorgung oder ausgeprägte Partnerschaftskonflikte, dann ist aufgrund dessen ein konzentriertes Einlassen auf die Therapie nicht möglich und geht oft mit einem Therapieabbruch einher, der die psychosozialen Probleme weiter verstärkt.
Beispiel	Eine Patientin hat ihre Mutter für die Kinderversorgung organisiert, obwohl sie sich mit dieser in einem chronischen Konflikt befindet. Die Patientin ist dadurch „mit dem Kopf" ständig zu Hause, sorgt sich um ihre Kinder und telefoniert viel. Sie wird zunehmend frustrierter, weil sie in der Therapie nicht hinterherkommt und bricht schließlich ab. Für den Therapieabbruch gibt sie ihrer Mutter die Schuld, was den Konflikt aufrechthält und die sozialen Probleme weiter verstärkt.
Mögliche Lösung	Soziale Probleme sollten vor der Aufnahme der stationären Behandlung hinreichend geregelt sein, hier ist der Sozialdienst der Klinik sehr bedeutsam. Vor allem die Versorgung von Kindern sollte im Sinne einer belastbaren und zuverlässigen Pflege während der Behandlungsphase geklärt sein. Es sollten sichere Wohnverhältnisse bestehen.

Der Zweck des hier vorgestellten Vorgehens besteht zum einen darin, dass viele akute und krisenhafte Patienten mit BPS, die es bei einer herkömmlichen Versorgungsstruktur niemals bis in ein DBT-Programm geschafft hätten, sofort oder zügig in einen der Behandlungspfade in der DBT-Spezialstation aufgenommen werden und nicht zunächst in der allgemeinpsychiatrischen Stationen behandelt werden. Dies entlastet die allgemeinpsychiatrischen Stationen. Zum anderen erhöht sich die Chance, dass diese Patienten doch noch befähigt werden, ein DBT-Programm erfolgreich abzuschließen.

Sollte noch keine DBT-Spezialstation vorhanden sein, besteht der erste Schritt darin, eine solche aufzubauen. Das DBT-Team der Spezialstation verantwortet darauf aufbauend zusätzlich die beiden Behandlungspfade „Akut" und „Krise" (eine Station, die Behandlung erfolgt „aus einer Hand"). Patienten können in jeden Behandlungspfad aufgenommen werden – die Zuweisung erfolgt je nach Symptomatik und Behandlungsindikation. Für die Teilnahme am DBT-Programm (Pfad „DBT") sind bestimmte Voraussetzungen nötig, die durch das Durchlaufen des einen oder des anderen Behandlungspfads aufgebaut werden können. Patienten können auch elektiv in das DBT-Programm aufgenommen werden, ohne vorher einen der anderen Behandlungspfade durchlaufen zu haben, wenn die nötigen Voraussetzungen gegeben sind.

Neben den in Tabelle 7 aufgeführten Problemen, die einer DBT-Behandlung im Wege stehen können, gibt es auch schwierige Behandlungsmotive von Patienten, die ebenfalls einen Behandlungserfolg unwahrscheinlich machen: Ein Patient möchte behandelt werden und hat gleichzeitig

- bei komorbider PTBS noch Täterkontakt außerhalb der Klinik, der immer wieder zu Behandlungsabbrüchen führen kann;
- ein starkes Verlangen nach Unabhängigkeit, sodass fortlaufend Ambivalenz zur stationären Behandlung und der Wunsch nach Entlassung auftreten;
- vorrangig den Wunsch, Verantwortung abzugeben und umsorgt zu werden, fühlt sich infolge von den Anforderungen aller drei Pfade überfordert;
- viel Verstärkung durch sogenannte „Dark-queen"-Wettbewerbe, d.h. erhält Anerkennung und Aufmerksamkeit durch andere BPS-Patienten, was zu einer Zunahme von dysfunktionalem Verhalten, vor allem von nicht suizidalen selbstverletzenden Verhaltensweisen (NSSV) in allen drei Pfaden führt;
- ungünstige vorherige Therapieerfahrungen, weswegen er grundlegend einen Therapieerfolg infrage stellt.

Aufgrund dieser und anderer (siehe auch Bohus, 2019) motivationaler Hürden sollte zu Beginn einer Behandlung in den Pfaden „Akut" und „Krise" unbedingt geprüft werden, welche Behandlungsmotive vorliegen und es sollten gemeinsam Ziele erarbeitet werden, die eine langfristige Entlastung und Besserung der Symptomatik wahrscheinlicher machen. Im Pfad „DBT" werden von Anfang an die Ziele mit dem Patienten erarbeitet, nachdem dies bereits im Vorgespräch thematisiert wurde. Patienten mit problematischen Behandlungsmotive sind ausgeschlossen, weil die Teilnahme am DBT-Programm nicht sinnvoll wäre. Für die Erstellung der Ziele sollte gemeinsam mit dem Patienten geschaut werden, was ihm im Leben wirklich wichtig ist, nach welchen Werten er sein Leben ausrichten möchte, was er in den nächsten zwei bis drei Jahre erreichen will und wie das Behandlungsteam ihn unterstützen könnte bzw. wie er diese Ziele ambulant weiter verfolgen kann. An der Stelle sei angemerkt, dass für manche Patienten die Idee eines „werteorientierten" Lebens zu abstrakt ist und sie damit wenig anfangen können. Hier geht es dann mehr darum, gemeinsam zu erarbeiten, wie ein „gutes Leben" (z.B. eher hedonistisch motiviert) aus ihrer Sicht aussehen könnte.

Unsere Erfahrungen zeigen, dass man mit den zwei ergänzenden Behandlungspfaden den Besonderheiten der Versorgung von BPS-Patienten in der Akutpsychiatrie besser gerecht werden kann als mit einer störungsspezifischen Borderline-Station (mit DBT-Programm) sowie der Behandlung der übrigen Borderline-Patienten, also der (noch) nicht DBT-fähigen Patienten, auf anderen Stationen. Dies sind zumeist Stationen, auf denen es erfahrungsgemäß schwerfällt, BPS-Patienten optimal in den Stationsalltag zu integrieren. Der dreigliedrige Pfad bietet somit die Möglichkeit, BPS-Patienten, die unterschiedliche Voraussetzungen für die Therapie mitbringen, zu stabilisieren. Weiterhin haben sie die Chance, eine stationäre DBT-Behandlung aussichtsreich zu beenden und auf eine ambulante DBT oder andere Psychotherapie vorbereitet zu sein. Das Behandlungskonzept hilft zudem, auf Seiten der Behandler dysfunktionale Einstellungen abzubauen, Borderline-Patienten als pauschal schwierig und die Arbeit mit ihnen als nur anstrengend anzusehen.

6.2 Umsetzungsmöglichkeiten des Behandlungskonzepts in der Regel-, Pflicht- und Vollversorgung

Die Herausforderungen in allen Institutionen, die an der Regelbehandlung von BPS-Patienten teilnehmen, sind gleich. Das vorgestellte Modell erscheint im Prinzip ubiquitär implementierbar. Voraussetzung für eine erfolgreiche Einbettung ist eine hinreichende Größe (z.B. Krankenhaus) mit einer ausreichenden Binnendifferenzierung, um störungsbezogene Einheiten abbilden zu können. Abteilungen, die lediglich über etwa fünfzig Betten verfügen, und gleichzeitig eine Vollversorgung leisten müssen, werden wahrscheinlich Schwierigkeiten haben, Schwerpunkteinheiten für einzelne Störungsgruppen wie Depressionen, Borderline-Störungen, Psychosen, Suchtpatienten und Gerontopsychiatrie vorzuhalten. Ist die Notwenigkeit einer Vollversorgung nicht gegeben, wie z.B. bei einer Tagesklinik mit Schwerpunkt Borderline-Störungen, lassen sich die Behandlungspfade ebenfalls etablieren. Zur Veranschaulichung folgt die Beschreibung einer Station aus einer der beiden Kliniken für Psychiatrie, Psychotherapie und Psychosomatik im Bundesland Hessen, in denen die Behandlungspfade entwickelt wurden.

Beispiel: Umsetzung des Konzeptes in einer Klinik für Psychiatrie, Psychotherapie und Psychosomatik

Die Station hat 24 Betten und wird überwiegend offen geführt. 14 bis 16 Betten werden von Direktaufnahmen oder internen Verlegungen belegt, einem gemischten Klientel: Das Alter der Patienten variiert zwischen 18 und 60 Jahren, es handelt sich meist um junge, unbehandelte und chronisch komorbide Patienten, um Borderline-Patienten in Krisen sowie sehr vereinzelt (im Rahmen der Aufnahmepflicht einer Versorgungsklinik unvermeidbar) um Patienten mit einer affektiven und schizophrenen Psychose, die keinen Platz auf anderen Stationen gefunden haben. Acht bis zehn Betten sind für das psychotherapeutische DBT-Therapieprogramm (Behandlungspfad „DBT“) reserviert. Meistens befinden sich ca. 20 Patienten mit emotionalen Regulationsstörungen auf der Station. Dazu wird eine kleine integrierte störungsspezifische Ambulanz betrieben, die Vorgespräche und die Nachsorge der BPS-Patienten sichert. Das multiprofessionelle Team besteht in der Regel aus einem Oberarzt (0,5 Vollzeitkraft [VK]), zwei Assistenzärzten (1,8 VK), einer psychologischen Psychotherapeutin (0,5 VK) und einer Psychologin in Ausbildung (0,4 VK), dem Pflegeteam mit 16 Mitarbeitern (12,3 VK), einer Sozialarbeiterin (0,5 VK), einer Physiotherapeutin (0,5 VK) und anteilig einer Ergotherapeutin.

6.3 Variation der Quantität von DBT-Elementen in den drei Behandlungspfaden

Tabelle 8 gibt eine Übersicht über die einzelnen Behandlungspfade, die in den folgenden Kapiteln noch näher vorgestellt werden. Die DBT ist modular aufgebaut. In den drei Behandlungspfaden werden unterschiedliche Module der DBT genutzt. Im Behandlungspfad „DBT-Programm“ für Patienten mit gesicherter Borderline-Störung, die commitmentfähig[7] sind, kommen alle Module zur Anwendung. Die anderen Behandlungspfade bedienen sich einer reduzierten Anzahl von Modulen. Von Pfad zu Pfad nimmt der Anteil „Allgemeinpsychiatrie“ ab, während der Anteil „DBT“ zunimmt. Wir haben den ersten Pfad „Akut- oder Regelbehandlung“ oder kurz „Akut“ genannt, was ausdrücken soll, dass der allgemeinpsychiatrische Anteil hier noch relativ groß und der DBT-Anteil klein ist – dafür können hier bestimmte komorbide Störungen behandelt werden, je nachdem, welche Symptome stark im Vordergrund stehen. Den zweiten Pfad haben wir „Borderline-Krise“ oder einfach „Krise“ genannt, um auszudrücken, dass hier der Schwerpunkt auf emotionaler Instabilität/BPS liegt und mehr DBT-Elemente enthalten sind. Im Pfad „DBT“ ist der allgemeinpsychiatrische Anteil dann extrem gering, es gelten die Regeln eines zertifizierten DBT-Programmes.

7 Mit Commitmentfähigkeit ist die Fähigkeit gemeint, sich auf eine therapeutische Behandlung einzulassen, einen belastbaren Non-Suizidvertrag zu schließen und sich zu verpflichten, an dysfunktionalem Verhalten zu arbeiten.

Tabelle 8: Übersicht über die unterschiedlichen Patientengruppen, die Ziele verwendeter DBT-Elemente und Richtwerte der Dauer der jeweiligen Behandlungspfade

	Akut- oder Regelbehandlung Pfad „Akut“	Borderline-Krisen Pfad „Krise“	DBT-Programm Pfad „DBT“
Patientengruppe	• Verdacht auf Borderline-Störung • Unbekannte Patienten • Schwere Komorbidität wie Depression, PTBS, Ess- oder Angststörung	• Gesicherte Borderline-Störung • Bekannte Patienten mit DBT-Erfahrung • Schweres, akutes dysfunktionales Verhalten wie Suizidalität, Selbstverletzendes Verhalten	• Gesicherte Borderline-Diagnose • Ambulantes Vorstellungsgespräch • Commitment • Keine Ausschlusskriterien (akute Suizidalität, schwere Sucht etc.)
Ziele	• Diagnose(n) sichern • Behandlung der akuten Symptomatik • Medikamentöse Einstellung • Psychoedukation • Psychosoziale Probleme erfassen, Lösungen suchen	• Wiederholung, Update Skills • Reduktion des akuten dysfunktionalen Verhaltens • Möglichst schnelle Rückführung in die ambulante Behandlung	• Kontrolle von Suizidalität und Krisen • Verbesserung von schweren Störungen des emotionalen Erlebens • Erlernen und Einüben von Skills zum Umgang mit Hochspannung und Gefühlen sowie Verbesserung der sozialen Fertigkeiten und des Selbstwerts • Psychoedukation • Befähigung zur ambulanten Therapie

Tabelle 8: Fortsetzung

	Akut- oder Regelbehandlung Pfad „Akut"	Borderline-Krisen Pfad „Krise"	DBT-Programm Pfad „DBT"
DBT-Elemente	• Commitmentarbeit • Spannungsprotokoll • Stimmungsprotokoll • Wochenprotokoll für Anfälligkeitsfaktoren • Gruppe „Skills light": – Spannungskurve, – Achtsamkeitsübungen, – Stresstoleranz-Skills, – Notfallkoffer • Verhaltensanalysen im Einzelfall • Psychoedukation BPS	• Verhaltensanalyse nur mit Fokus auf die aktuelle Krise und ihre aufrechterhaltenden Bedingungen • Diary-Card • Spannungsprotokolle • Gruppe „Skills light" • Auffrischung Skills zur Krisenbewältigung	• Behandlungsvertrag • Problemanalyse, Zielvorstellung im Team • Diary-Card • Spannungsprotokolle • Einzelgespräch mit Therapeuten und Bezugspflege • Basisgruppe (Psychoedukation) • Bezugsgruppe (Selbsthilfe) • Skills-Gruppen zu Modulen: – Achtsamkeit, – Stresstoleranz, – Umgang mit Gefühlen, – Selbstwert, – Zwischenmenschliche Fertigkeiten • Körper- und Ergotherapie durch DBT-zertifizierte Therapeuten
Angestrebte Dauer*	2–3 Wochen bis zur ausreichenden Stabilisierung *oder:* Intervalltherapie bis zur „DBT-Reife"	1–2 (maximal 3) Wochen	12 Wochen Intervalltherapie zweimal 4 Wochen

Anmerkung: * Die unter „angestrebte Dauer" angegebenen Zeitangaben sind nur Richtwerte. Gerade bei der Komplexität der BPS kann eine Behandlung auch länger dauern, gleichzeitig sind die Zeitangaben eine wichtige Orientierung.

Bezüglich der Module erscheint uns wichtiger, dass das *Ziel* der beiden Pfade „Akut“ und „Krise“ verstanden wird, als dass die einzelnen Elemente im Sinne einer starren Regel rigide durchgeführt werden. Wichtig und entscheidend für den Erfolg erscheint es zudem zu sein, dass den Patienten erklärt wird, *warum* so vorgegangen wird. Das Ziel besteht immer darin, eine Krise zügig zu beenden und ein Commitment aufzubauen, um entweder den Pfad „DBT-Behandlung“ zu erreichen und möglichst erfolgreich abschließen zu können oder um nach der Krise eine ambulante Weiterbehandlung starten zu können. Mit diesem Ziel vor Augen wird im Einzelfall für jeden Patienten individuell das ideale Vorgehen zu entscheiden sein. Es kann darüber diskutiert werden, ob im Pfad „Akut“ auch schon Stresstoleranz-Skills eingeübt und das Erstellen eines Notfallkoffers berücksichtigt werden oder nicht. Das hängt vom jeweiligen Patienten, der Klientel der Kliniken bzw. der Pfade ab: Prinzipiell können – bei strenger Sichtweise von DBT, gesicherter BPS, stabilisierter Komorbidität und der Fähigkeit, ein Commitment herbeizuführen – diese zwei Elemente auch für den Pfad „DBT“ aufgespart werden. Die eher wenigen zur Anwendung kommenden DTB-Elemente in Pfad „Akut“ und Pfad „Krise“ sollen auch dazu dienen, zu verhindern, dass Patienten in ein DBT-Programm kommen, deren Commitment noch nicht ausreichend ausgeprägt ist, die dieses dann häufig abbrechen und so für sich dann die Erfahrung abspeichern, dass „DBT nicht wirkt“ (vgl. auch Tabelle 7).

Aus unserer Erfahrung hat sich die Aufteilung der einzelnen Module, wie in diesem Buch dargestellt, als hilfreich erwiesen und die Commitmentarbeit unterstützt. (Weiterhin ist es möglich, einem Patienten mit Schizophrenie, der störungsfremd im Rahmen der Akutversorgung oder aufgrund emotional instabiler Anteile auf der Station aufgenommen wurde, der aber kein DBT-Programm absolvieren wird, anzubieten, Stresstoleranz-Skills einzuüben. Es kommt also immer auf das Ziel und den einzelnen Patienten an.)

6.4 Synergieeffekte zwischen den Pfaden durch die Behandlung auf einer Station

Alle Patienten aus allen drei Pfaden werden gemeinsam auf einer Station behandelt, was sich positiv auf die Motivierung der Patienten bzw. die Förderung von Commitment auswirken kann: Es hat sich gezeigt, dass bei Patienten, die aktuell noch kein ausreichendes Commitment dafür mitbringen, ein stationäres DBT-Programm zu absolvieren, die also zunächst in den Pfaden „Akut“ oder „Krise“ behandelt werden, sehr effektiv Commitment aufgebaut werden kann, wenn sie beispielsweise durch den Kontakt mit anderen Patienten erkennen können, was die Teilnahme am kompletten DBT-Programm ihnen im Vergleich zum eigenen Behandlungspfad zusätzlich bieten würde. Die Patienten erleben auf einer solchen

Station sozusagen „live" die Arbeit im DBT-Pfad durch andere Patienten mit: Einzelgespräche, verschiedene Skills-Gruppen und vieles mehr. Indem DBT-Elemente in der eigenen Behandlung rar sind und/oder eine gewisse Anstrengung aufseiten des Patienten notwendig sind, um an einzelnen DBT-Elementen (z.B. Einzelgespräche) teilnehmen zu können, werden sich viele Patienten darüber bewusst, dass eine DBT-Behandlung attraktiv wäre. Ein typischer, wohlgemeinter, therapeutischer Fehler besteht häufig darin, einen Patienten zu bitten oder ihm „hinterherzulaufen", sich auf eine störungsspezifische Psychotherapie einzulassen. Damit verstärkt sich gerade bei BPS die Ambivalenz, es entsteht ein „Ja-aber-Gefühl", eine Teilnahme an einem störungsspezifischen Behandlungsprogramm wird zum Problem des Therapeuten, anstatt dass eine solche Teilnahme in die Eigenverantwortung des Patienten übergeht. Durch die Behandlung noch ambivalenter Patienten zusammen mit Patienten, die sich schon für die DBT entschiedenen haben, stärkt sich das Commitment vor allem durch das „Mitbekommen des Vorankommens" anderer. Gleichzeitig profitieren auch die Patienten im Pfad „DBT" von diesem Vorgehen, da sie Mentoren für die Patienten anderer Pfade sind und somit Kompetenz erleben. Dies wirkt sich positiv auf ihr Selbstwertgefühl aus, ein Effekt, der in dieser Form nicht alleine durch die Teilnahme an einer Selbstwertgruppe zu erzielen ist.

6.5 Das Team als wesentlicher Baustein aller drei Pfade

Die Wirksamkeit der Behandlungspfade ergibt sich neben den bereits geschilderten Elementen vor allem auch aus der gelebten DBT-Haltung im Team und dem daraus resultierenden Verhalten der einzelnen Teammitglieder – übergreifend in allen Pfaden. Sie wird von manchen erfahrenen Kollegen als am wichtigsten erachtet, zumindest werden die Module der DBT durch sie erst richtig wirksam.

Psychiatrische Mitarbeiter, und hier besonders das Pflegepersonal, sind durch ihre Ausbildung und Praxiserfahrung gut darauf vorbereitet, mit Krisen intoxikierter, schwer depressiver, schizophrener Patienten beschützend und unterstützend umzugehen. Die hierfür verwendeten Mittel haben naturgemäß den Charakter von Zuwendung und Aufmerksamkeit. Diese Haltung wird durch neue Entwicklungen in der Gesetzgebung teils unterstützt. Überwachung, Kontrollen, Eins-zu-eins-Betreuung sind in den oben genannten Fällen oft angemessen, v.a. wenn Patienten sich nicht mehr selbst steuern können und in Wahn- oder depressiven Welten von der Realität entkoppelt sind. Sie bedeuten gleichzeitig eine hohe, bei Eins-zu-eins-Betreuung eine ununterbrochene, Aufmerksamkeit eines anderen Menschen. Psychiatrische Mitarbeiter reagieren mit Freundlichkeit und Mitgefühl auf Krisen und Symptomdarbietungen (Franz, 2019). Eines der Symptome der BPS ist ein *Gefühl* grenzenloser Einsamkeit. Starke Zuwendung ist also das, wonach BPS-Patienten intensiv suchen. Im Kontext von Symptompräsentationen oder Krisen führt die übliche Unterstützung von Patienten auf einer Station ungewollt zur Verstärkung von dysfunktionalem Verhalten mit der Gefahr einer starken Tendenz zur Hospitalisierung. Psychiatrisches Personal tendiert somit dazu, die Kompetenz und willensgesteuerte Handlungsfähigkeit von BPS-Patienten analog zu depressiven und schizophrenen Patienten einzustufen und damit zu unterschätzen (Bohus, 2019). Eine andere Tendenz, die häufiger in psychotherapeutischen und psychosomatischen Kontexten zu finden ist, besteht darin, die Kompetenz von BPS-Patienten zu überschätzen und mangelnde Fähigkeiten, Scham oder Angst als Motivationsdefizit oder verdeckte feindselige Impulse zu interpretieren (Bohus, 2019). Weiterhin besteht die Gefahr für psychiatrische Teams, in das Gegenteil zu verfallen und bei Übertreibung ihrer Appelle an die Kompetenz und Steuerungsfähigkeit der Patienten, strafend oder zurückweisend zu wirken. Eine professionelle Haltung in der DBT besteht darin, eine wohlwollend unterstützende und ebenso eine fordernde Haltung dialektisch *auszubalancieren*. Nicht nur die Therapeuten, sondern das ganze Team sollte in Bezug auf Borderline-Patienten die dialektische Haltung verstanden und verinnerlicht haben und möglichst im Alltag vorleben. Dies bedeutet immer ein Ausbalancieren von Veränderung und Annehmen (Linehan, 2008), ein Ausbalancieren zwischen Mitgefühl, Verständnis, Akzeptanz von Bedürfnissen, Unterstützung einerseits und Vermittlung von Kompetenz, Drängen auf Veränderung, Stärkung der Eigenverantwortung für jegliches Handeln andererseits. Die Ausgewogenheit stellt angesichts extremer Emotionen, Kognitionen und Verhaltensweisen eine Herausforderung dar, gerade auch für die Mitarbeiter in der Pflege. Aus diesem Grund ist es sinnvoll und notwendig, die beiden Behandlungspfade „Akut“ und „Krise“ neben dem Pfad „DBT“ auch durch ein *in DBT trainiertes Team* betreuen zu lassen. Ein wichtiger Baustein für den Erfolg der Behandlung ist also nicht nur die Anwendung der DBT-Module in den drei Pfaden, sondern auch das in DBT trainierte Team an sich.

6.6 Akut- oder Regelbehandlung – Pfad „Akut“

Fallbeispiel: Frau Z.

Frau Z., 44 Jahre alt, wurde in der Herkunftsfamilie vernachlässigt, durchlebte zahlreiche sexuelle Gewalterfahrungen in Kindheit, Jugend und im Erwachsenenleben. Vier Jahre vor Aufnahme erfolgte ein schwerer Suizidversuch, durchlebte sie eine schwere depressive Episode und erfüllte sie das Vollbild einer Posttraumatischen Belastungsstörung. Es folgen drei- bis viermal jährlich stationäre Aufnahmen wegen suizidaler Krisen oder Suizidversuchen durch Tavor-Überdosierung. Mehrere Suizidversuche finden auf Station oder während Beurlaubungen statt. Die Entlassungsfähigkeit konnte bisher jeweils nur durch eine hochdosierte medikamentöse Sedierung erreicht werden. Im stationären Rahmen zeigen sich eine Abgabe von Verantwortung, die Abwehr jeglicher aktiven Mitarbeit und die abwertende, latent aggressive Haltung dem Team gegenüber. Das Team fürchtet die Wiederaufnahmen, einen Suizid auf Station und fühlt sich völlig hilflos.

Fallbeispiel: Frau W.

Frau W., 36 Jahre alt, durchlebte emotionale Vernachlässigung und sexuelle Übergriffe in der Kindheit, sowie die Verfolgung durch Autoritäten im Ursprungsland. Eine erste stationäre Einweisung erfolgte wegen zunehmender Dissoziation mit Amnesien, schwerer Depression und akuter Suizidalität. Die Patientin ist unter ständiger Hochspannung, steht ständig neben sich, zeigt zeitliche Desorientierung und Amnesien. Aus Angst, noch mehr die Kontrolle zu verlieren, lehnt sie Medikamente weitgehend ab. Sie trinkt und isst kaum, ist untergewichtig. Ihr Selbstbild ist von einem tiefen Gefühl der Wertlosigkeit geprägt. Sie fühlt sich nicht als Mensch, sondern als „Dreck“ und ist davon überzeugt, keine Lebensberechtigung zu haben. Dieser Zustand dauert bereits mehrere Jahre an, stationäre Aufenthalte führen lediglich zur Entaktualisierung der akuten Suizidalität, aber nicht zu einer wesentlichen Symptombesserung.

Fallbeispiel: Frau H.

Frau H., 19 Jahre alt, wurde wegen exzessiven Alkoholkonsums, suizidalen Gedanken, Wutausbrüchen und selbstverletzendem Verhalten aufgenommen. Sie hat ihre Ausbildung abgebrochen und keine Wohnung. Sie fühlt sich auf Station schnell entlastet und findet schnell Anschluss. Während die Sozialarbeiterin sich um die sozialen Probleme kümmert, verbessert sich ihre Stimmung zunächst deutlich. Nach einem Konflikt mit Mitpatienten schneidet sie sich tief, läuft demonstrativ blutend über die ganze Station bis ins Stationszimmer. Dieses Verhalten nimmt von Woche zu Woche zu, bis zuletzt zwei- bis dreimaliges Schneiden pro Tag auftritt. Die Patientin überlässt dem Behandlungsteam die Verantwortung für ihr Leben, wendet keine Skills an und verlangt immer häufiger nach Tavor. Im Verlauf eines Jahres kommt es zu vier stationären, immer längeren Aufenthalten, stets nach dem beschriebenen Muster.

Bei den drei Fallbeispielen handelt es sich um sehr schwere Krankheitszustände, bei allen drei Patientinnen wurde erst im Verlauf der Behandlung diagnostisch das Vorliegen einer Borderline-Störung gesichert mit den unterschiedlichen Komorbiditäten schwere Depression, PTBS, dissoziative Störung oder Suchtmittelmissbrauch. Bei zwei Patientinnen handelte es sich um chronifizierte Krankheitsverläufe, bei der dritten, jüngeren Patientin drohte eine rasche Chronifizierung.

6.6.1 Ziel und Patientengruppe

Der Pfad „Akut" dient der Sicherung der Diagnose bei Vorliegen des Verdachts auf eine BPS und bei Vorliegen einer BPS zur Behandlung von komorbiden Störungen mit allgemeinpsychiatrischen und psychotherapeutischen Standardmethoden. Im Pfad „Akut" werden diejenigen Patienten aufgenommen, die potenziell für ein DBT-Programm geeignet erscheinen, aber es aus klinischen, sozialen oder anderen Gründen (noch) nicht sind. Die jeweils vorliegenden komorbiden Störungen werden syndromorientiert nach allgemeinpsychiatrischen Leitlinien behandelt, was an dieser Stelle hier nicht im Einzelnen ausgeführt werden kann.

Tabelle 8 in Kapitel 6.3 zeigt das Klientel, das in diesem Pfad behandelt wird. Weiterhin ist in der Tabelle vermerkt, welche Ziele mit welchen DBT-Elementen erreicht werden sollen. Viele Patienten kommen mit unterschiedlichen akuten Symptombildern zur Aufnahme in eine Klinik, nehmen viele Medikamente ein, sind häufig suizidal, aggressiv oder zeigen andere Auffälligkeiten wie die Fallbeispiele zeigen. Hier können allgemeinpsychiatrisches „Treatment-as-usual" sowie Medikamente die Akutsymptomatik lindern und zur Reduktion von Suizidalität eingesetzt werden. Das Wiederauftreten der Symptome bei BPS verhindern sie jedoch nicht. Bei solchen BPS-Patienten wäre eine störungsspezifische Therapie dringend erforderlich, was allerdings aufgrund akuter Suizidalität, hoher Medikamentendosen, schwer ausgeprägter Komorbiditäten oder Drogenkonsum sowie häufig schwierigen sozialen Situationen nicht möglich ist (vgl. auch Tabelle 7 in Kapitel 6.1). Daneben verfügen die Patienten meist noch nicht über ein ausreichendes Commitment, eine störungsspezifische Therapie wirklich aufzunehmen und durchzuhalten. Der Behandlungspfad „Akut" stellt also eine Möglichkeit dar, ein solches Zwischenstadium zu überbrücken, bis auch solche Patienten die „Reife"[8] für ein stationäres DBT-Programm erlangen (vgl. auch das Fallbeispiel in Kapitel 7.2).

6.6.2 Ablauf

Im Folgenden wird das typische Vorgehen bei der Erstaufnahme in die Psychiatrie beschrieben. Je nach Situation (z. B. Nachtdienst vs. Tagdienst) kann das Vorgehen natürlich auch abweichen (vgl. Tabelle 9).

---

8 „Reife" ist hier nicht im psychodynamischen Sinne gemeint, sondern soll eine ausreichende Stabilität und ein ausreichendes Commitment ausdrücken.

Tabelle 9: Typisches Vorgehen bei Erstaufnahme in die Psychiatrie

Bei Aufnahme	Sicherungsmaßnahmen und Überwachung so lange wie Absprache- und Beziehungsfähigkeit nicht mehr ausreicht, aus Selbststeuerungsproblemen resultierende, Selbst- oder Fremdgefährdungen zu verhindern. Diese Maßnahmen sollten so schnell wie möglich beendet werden und anschließend der Algorithmus ab Tag 1 beginnen.
Tag 1	Psychopathologie erheben, Suizidalität abklären, ggf. medikamentöse Behandlung der akuten Symptomatik
(ab) Woche 1	Diagnostik, bei Vorhandensein BPS (ansonsten im Idealfall Verlegen auf andere störungsspezifische oder allgemeinpsychiatrische Station): Psychoedukation, Problem- und Bedingungsanalyse sowie Klären der Behandlungsmotive, Spannungs- und Wochenprotokoll für Anfälligkeitsfaktoren, Behandlung von Komorbiditäten, ggf. medikamentöse Einstellung
Woche 2	Erfassen psychosozialer Probleme, Suchen von Lösungen, ggf. medikamentöse Optimierung
Woche 3	Beenden der Behandlung und ggf. Intervalltherapie bis zur „DBT-Reife" oder nach Pause *Behandlung mit therapeutischem Ziel* (dafür ist jedoch Commitment die Voraussetzung und dazu hat es sich bewährt, Akutbehandlungen mit einer Entlassung zu beenden sowie ein Commitment für eine Behandlung mit therapeutischem Ziel weiter aufzubauen und zu prüfen, siehe Pfad „DBT", Kapitel 6.8).

Zuallererst erfolgt in diesem Pfad eine sorgfältige Diagnostik der Grundstörung und der komorbiden Störungen, verbunden mit einer ausführlichen Information der Betroffenen über die Symptomatik, die Funktion der selbstschädigenden, dysfunktionalen Verhaltensmuster als Selbstheilungsversuche und vorhandener Teufelskreise, in die Patienten immer wieder rutschen. Dies wird von den Betroffenen einerseits als belastend erlebt, weil sie Vermeidungs- und Verdrängungsverhalten aufgeben müssen, um zu einer Krankheitseinsicht zu gelangen. Andererseits entlastet die Erkenntnis, eine anerkannte Krankheit zu haben, im Gegensatz zu den bisherigen Annahmen, krank, falsch oder schlecht zu sein. Die zusätzliche Erfahrung, mit ihren Problemen ernst genommen und angenommen zu werden sowie die eigenen Erlebnisse mit anderen (Betroffenen) teilen zu können, bilden oft eine Basis für die angestrebte Bereitschaft, Eigenverantwortung zu übernehmen und für das Commitment, Therapieveränderungen zu wagen. Um dies zu erreichen, werden sparsam DBT-Elemente genutzt, die zeitsparend und trotzdem schnell wirksam einsetzbar sind: Spannungsprotokoll und eine weniger umfangreiche Diary-Card, in der es ausschließlich um das Protokollieren der Anfälligkeitsfaktoren geht (Trinken, Essen, Schlafen, Medikamenteneinnahme, Bewegung). Wenn das Führen eines Spannungsprotokolls noch zu anspruchsvoll sein sollte oder wenn komorbid eine Depression vorliegt, kann alternativ ein Stimmungsprotokoll (Einschätzung der Stimmung in gut/mittel/schlecht über mehrere Zeitpunkte am Tag) geführt werden. Besonders die Verbesserung der Anfälligkeitsfaktoren (z. B. ausreichende Flüssigkeitszufuhr) führt nach unserer Erfahrung erstaunlich oft schon zu einer Reduzierung der Grundanspannung und beugt Dissoziationen vor. Hochanspannungsspitzen und die häufig darauffolgenden selbstschädigenden Verhaltensmuster nehmen dann schon ab. Das Protokollieren hilft zudem beim Aufbau einer Tagesstruktur.

Die Protokolle werden in den Gesprächen mit Therapeuten und Bezugspflegern regelmäßig, aber sehr knapp besprochen, um auch hier wieder den Kontrast zum DBT-Programm deutlich zu machen, in dem es zeitlich deutlich längere Kontakte gibt. Letzteres wird den Patienten transparent gemacht. Den Patienten soll in diesem Pfad vor allem „schmackhaft" gemacht werden, dass sie „noch mehr" DBT und Aufmerksamkeit bekommen, wenn sie eine belastbare Bereitschaft zur Änderung zeigen, also ein Commitment für eine Therapie aufbauen. Zum Beispiel nehmen DBT-Patienten an einer Psychoedukationsgruppe teil, Akut-Patienten hingegen dürfen Ratgeber und Literatur für Betroffene im Stationszimmer ausleihen, um sich Informationen zur Störung selber zu erarbeiten.

Bei Patienten, bei denen der Aufbau von Commitment gut gelingt, wird dies mit einer Teilnahme an der Gruppe „Skills light" sowie einem längeren Aufenthalt auf der Station zur weiteren Stabilisierung belohnt (vgl. Tabelle 10).

In vier Sitzungen im wöchentlichen Rhythmus werden Stresstoleranz-Skills für den Hochanspannungsbereich, Achtsamkeitsübungen, Wissen über Spannungsbereiche und Anspannungskurve vermittelt und es wird ein Notfallkoffer zusammengestellt. Die Zusammenstellung eines Notfallkoffers kann auch für den DBT-Behandlungspfad „aufgespart" werden, da die darin enthaltenen Skills besser wirken, wenn sie hinreichend geübt wurden und wenn ein ausreichendes Commitment vorliegt, Skills anzuwenden. Nach unserer Erfahrung kommt es häufig vor, dass Patienten, die Probleme mit dem Commitment haben, sich nicht richtig auf die Therapie und die Anwendung von Skills einlassen und den Notfallkoffer nicht oder nicht richtig nutzen. Sie tendieren eher dazu, in dysfunktionales Verhalten zurückzufallen. Es hat sich daher als sinnvoll herausgestellt, im Pfad „Akut" den Notfallkoffer nur zu erklären und anzukündigen, einzelne Notmaßnahme für gefährliche Krisen zu besprechen, die Zusammenstellung des Koffers ansonsten aber erst im Behandlungspfad DBT unterzubringen.

Tabelle 10: Vierstündige Skills-Gruppe „Skills light"

1. Stunde: Spannungskurve	3. Stunde: Sich durch Skills beruhigen
• Achtsamkeitsübungen • Spannungsbereiche • Borderline-Spannungskurve • Hochspannungsmerkmale sammeln • Hausaufgabe: Spannungsprotokoll führen	• Achtsamkeitsübungen: Achtsame Körperhaltung, Atem zählen • Sich ablenken durch intensive Körperempfindungen (Manual) mit Demonstration • Hirn-Flick-Flacks • Positive Momente wahrnehmen (Geschichte des alten Mannes und seiner Bohnen) • Hausaufgabe: Fünf neue Skills üben
2. Stunde: Einführung in die Achtsamkeit	**4. Stunde: Notfallkoffer**
• Was ist Achtsamkeit (Manual) • Atem zählen, Achtsames Hören, Bild beschreiben, Steinmeditation, Achtsames Gehen. • Hausaufgabe: Täglich zweimal 5 Minuten üben	• Achtsamkeitsübungen • Erklärung Notfallkoffer und Zusammenstellung wirksamer Skills • Skills-Kette • Hausaufgabe: Skills anwenden

6.6.3 Besonderheiten Pfad „Akut"

Medikamentöse Behandlung und die dialektische Balance zwischen „Arztkonsultation" und „Psychotherapie". Eine DBT-Behandlung sollte im Idealfall Patienten dazu befähigen, ohne medikamentöse Unterstützung ihre Spannung zu regulieren. Wo immer es möglich ist, sollten Behandler versuchen, eine medikamentöse Regulation durch erlernbare Mechanismen der Selbstregulation zu ersetzen. Im Akut-Behandlungspfad werden Patienten behandelt, die dies noch nicht gut können, daher findet häufig noch eine medikamentöse Behandlung statt, bei der es zu beachten gilt, dass sie nicht der Mittelpunkt der Behandlung wird. Eine Medikamentenverordnung erfolgt aufgrund einer Präsentation von Symptomen durch den Patienten. Ein Indikations- und Aufklärungsgespräch kann, je nach Ausgestaltung, Zeit und Aufmerksamkeit mit sich bringen. Die mit der Verordnung gekoppelte Krankenrolle sowie diverse Nebenwirkungen können aufseiten des Patienten dazu führen, Eigenverantwortung abzugeben, neue Arztgespräche und Untersuchungstermine einzufordern und sich deswegen nicht um veränderungsorientierte Schritte in der Therapie zu kümmern: So kann man sich beispielsweise nicht um seine Wohnung kümmern, weil die Medikamente noch nicht genug wirken (Steinert et al., 2014). Oder eine evtl. erforderliche Veränderung bei den Medikamenten kann zu zusätzlichen stationären Behandlungszeiten führen, weil eine Neueinstellung der Dosis, Rücksprachen mit dem Behandlungsteam und eine Beobachtung der Nebenwirkungen erforderlich sind, während vereinbarte Aufgaben in der Therapie leider nicht wahrgenommen werden können. Diese Faktoren *können* einen Verstärker für weitere Symptome bieten. *Gleichzeitig* ist eine sorgfältige Prüfung von Indikation und Nebenwirkungen sowie eine hinreichende Aufklärung der Patienten absolut unabdingbar. Außerdem sind Patienten zeitweise so symptombelastet, dass sie etwas Schonung benötigen und die Wirkung von Medikamenten abgewartet werden muss, damit sie ihre Therapieaufgaben bewältigen können. Wir sehen das Problem daher als zwei Pole einer Wippe und besprechen Medikationsänderungen im „Konsultationsteam" mit dem Ziel, eine dialektische Balance zwischen Medikamenten als „Mittel der Beziehungsgestaltung" (Steinert et al., 2014) und notwendiger „medikamentöser Aufklärung und Behandlung" aufrechtzuerhalten.

Behandlung häufiger komorbider Störungen. Die Behandlung erfolgt nach allgemeinpsychiatrischen und psychotherapeutischen Standardmethoden, je nach im Vordergrund stehendem Störungsbild. Auf diese im Einzelnen einzugehen, würde das Format dieses Buches sprengen. Wir verweisen daher auf die entsprechenden Leitlinien und beschränken uns hier auf wichtige Hinweise:

- *Besonderheiten bei BPS versus Depression.* Suizidgedanken und Suizidversuche treten bei der BPS sehr häufig auf. Eine basale Absprachefähigkeit und Steuerungsfähigkeit sind Voraussetzungen für ein Kontingenzmanagement. Während die Absprachefähigkeit und Steuerungsfähigkeit bei BPS oft unterschätzt werden, werden sie bei Patienten mit schwerer Depression ab und zu überschätzt. Hat eine akute Depression eine bestimmte Schwere erreicht, entkoppelt sie einen Menschen nach unserer Erfahrung von der Realität, den bestehenden Beziehungen und den Verstärkern, man kann den Patienten gleichsam im Nebel seiner Psychopathologie „verlieren". Hier ist mit Kontingenzmanagement und Absprachen nicht mehr viel zu erreichen und depressionsbedingt anflutende Suizidimpulse und -gedanken nichts entgegenzusetzen. Der Patient muss im Zweifelsfall so lange beschützt werden, bis der Kontakt wieder „trägt". Borderline-Patienten setzen Suizidimpulse und -gedanken oft als Problemlöseversuch ein (Bohus, 2019; Linehan, 2008). Die gleichen Maßnahmen, die beim schwer depressiven Patienten sinnvoll und nötig erscheinen, führen beim Borderline-Patienten dann zu einer ungewollten Verstärkung des Auftretens solcher Symptome.
- *Depressionen treten häufig komorbid zu BPS auf.* Eine Depression ist oft der Aufnahmeanlass in die Klinik. Klinisch ist daher immer zwischen einer BPS-typischen, vorübergehenden Verzweiflung mit leichten oder auch mittel ausgeprägten depressiven Symptomen und einem anhaltenden depressiven Kernsyndrom zu differenzieren. Eine klinisch psychopathologische Abklärung der aktuellen

Suizidalität zum Ausschluss eines präsuizidalen Syndroms bei einem Patienten sollte deswegen regelhaft erfolgen. Über Suizidalität ist offen zu reden, Patienten werden hierdurch entlastet.

- Bei der psychotherapeutischen Depressionsbehandlung nutzen wir neben Methoden der KVT auch den Kiesler-Kreis, ein Tool aus dem Cognitive Behavioral Analysis System of Psychotherapy (CBASP; z. B. Schramm, 2012). Die Patienten kennen ihren Stimuluscharakter oft nicht, wissen nicht, wie ihr Verhalten auf andere wirkt und verstehen dann auch nicht, weshalb sich viele Menschen von ihnen abwenden. Patienten mit einer BPS haben oft Probleme damit, sich vorzustellen, wie andere das eigene Verhalten wahrnehmen und bewerten. Viele Patienten sind in dem klassischen jugendlichen Missverständnis verhaftet, dass das Gegenüber die Absicht bewertet, die hinter einem Verhalten steckt und nicht das Verhalten selbst (Bohus, 2019). Die praktische Nutzung des Kiesler-Kreises kann Patienten zahlreiche Lernerfahrungen ermöglichen.
- Andere Elemente aus der CBASP, wie die Disziplinierte persönliche Rückmeldung (DPI; Schramm, 2012) nutzen wir in der Therapie nicht, weil Patienten mit einer Borderline-Störung sich häufig zu schnell kritisiert und zurückgewiesen fühlen. Die DBT enthält viele Techniken, in denen authentisches Auftreten und authentische Rückmeldungen bedeutsam sind – aber immer in einer dialektischen Verbindung mit Stützen und Validieren. Im Gegensatz zu manchen Kollegen vertreten wir nicht die Meinung, dass passiv-aggressives Verhalten der Patienten, das häufig bei BPS mit komorbider chronischer Depressivität auftritt, in erster Linie ein Commitmentproblem darstellt. Oft haben diese Patienten gar nicht verstanden, warum sie sich so verhalten und warum das auf Dauer schädlich für sie ist. Die Nutzung des Kiesler-Kreises hilft Patienten dabei, nachvollziehen zu können, warum sich andere Menschen ihnen gegenüber oft feindselig-dominant verhalten (schimpfend, gereizt etc.). Im Pfad „DBT" wird dies im Skills-Modul „Zwischenmenschliche Fertigkeiten" nochmal vertiefend wiederholt (vgl. Kapitel 6.8).

6.7 Krisenintervention bei bekannter BPS – Pfad „Krise"

Fallbeispiel: Frau V.

Frau V., 28 Jahre alt, ist bei der Oma aufgewachsen, weil die Eltern beide psychisch krank waren, die Mutter depressiv, der Vater drogenabhängig. Frau V. beginnt mit 12 Jahren täglich THC zu konsumieren und hat viele wechselnde Männerbekanntschaften. In Beziehungen neigt sie zu völliger Selbstaufgabe, bei Eifersucht „rastet" sie aus und lässt ihre Partner keinen Schritt alleine gehen. Es kommt zu zahlreichen Konflikten aufgrund ihrer

Wutausbrüche. Die Partner sind häufig Patienten, die sie bei ihren stationären Aufenthalten kennengelernt hat und die selbst massive Schwierigkeiten haben. Dadurch kommt es bei manchen Konflikten zu einer Eskalation, so dass Polizeieinsätze notwendig werden. Die Borderline-Diagnose mit der Komorbidität Sucht gilt seit etwa dem 24. Lebensjahr als gesichert. Bislang konnte kein ausreichendes Commitment für eine stationäre DBT wegen der THC-Abhängigkeit und der beschriebenen störungstypischen Lebensumstände aufgebaut werden. Es wurden mehrere Anläufe mit der Patientin unternommen, sie in ein stationäres DBT-Sucht-Programm in einer anderen Klinik aufnehmen zu lassen. Die Patientin schaffte während der Wartezeiten zwischen mehreren ambulanten Vorgesprächen allerdings nicht, ihre Motivation aufrechtzuhalten und blieb ambivalent. Die Patientin kommt zur Krisenintervention in die Klinik, weil ihr aktueller Partner verhaftet und zu fünf Jahren Gefängnis verurteilt wurde. Sie kann sich nicht vorstellen, ohne ihn zu leben.

Fallbeispiel: Herr B.

Herr B., 22 Jahre alt, erlebte in der Kindheit starkes Mobbing in der Schule, die Mutter war übergriffig, der Vater kalt und distanziert. Es kam zu zwei langen stationären Aufenthalten in der Kinder- und Jugendpsychiatrie (KJP). Der Patient schafft es, trotz vieler Fehlzeiten, das Abitur nachzuholen und ein Studium zu beginnen. Es kommt zu zahlreichen massiven Selbstverletzungen, die Arme des Patienten sind komplett vernarbt. Er postet seine Selbstverletzungen dramatisch im Internet und gibt sich regelmäßig Drogenexzessen hin, um sich „wegzubeamen“. Die Borderline-Erkrankung ist seit den KJP-Aufenthalten bekannt. Aus seiner Sicht hat er in der KJP sehr schlechte Erfahrungen gemacht und will sich daher nicht noch einmal auf stationäre Aufenthalte einlassen. Herr B. kommt zur Krisenintervention in die Klinik, weil er in eine eigene Wohnung gezogen ist, sich dort einsam fühlt, ihm alles zu viel ist und der Drogenkonsum sich weiter verschärft hat, was zum Abbruch des Studiums führte.

Fallbeispiel: Frau O.

Frau O., 24 Jahre alt, ist mit zwei älteren Brüdern und einer Schwester aufgewachsen. Die Familie kommt aus der Türkei. Frau O. lebt immer noch mit den zwei Brüdern bei der Mutter. Als Frau hat sie innerhalb der Familie keinen Stellenwert, die Emotionsregulation erfolgt hauptsächlich über übermäßiges Essen bis hin zu Essanfällen (Adipositas permagna). Aufgrund ihres Aussehens erlebte sie bereits in der Schule viel Mobbing, was bis heute in der Familie anhält. In der Jugend kam es durch einen 16 Jahre älteren Mann zu körperlichem Missbrauch. Dieser habe auch Fotos von Frau O. im Internet gepostet. Zu einer ersten schweren Krise mit Suizidversuch kam es im Alter von 20 Jahren nach dem plötzlichen Tod des Vaters, der ihre einzige Bezugsperson in der Familie war. Bei dem darauffolgenden teilstationären Aufenthalt wurde die Diagnose Borderline-Störung gestellt und ein Commitment für eine stationäre DBT-Behandlung aufgebaut. Nach erfolgreicher DBT-Behandlung war Frau O. zwei Jahre stabil. Weil die Mutter sie aus der Wohnung geworfen hat und sie den zweiten Anlauf zum Wiederholen ihres Realschulabschusses nicht geschafft hat, kommt es aktuell zu einer Krise. Frau O. wisse nun nicht mehr weiter, habe wieder begonnen, sich selbst zu verletzen, hat mehrere Essanfälle in den letzten Tagen gehabt und traue sich nicht, mit anderen zu sprechen.

Die Fallbeispiele „Frau V.“ und „Herr B.“ zeigen Patienten, bei denen bereits vor längerer Zeit die Borderline-Störung diagnostiziert wurde, bei denen jedoch noch keine störungsspezifische Behandlung aufgrund fehlenden Commitments stattgefunden hat (Frau V.: die komorbide Störung wurde bisher nicht ausreichend behandelt; Herr B.: hat schlechte Therapieerfahrungen gemacht). Das Fallbeispiel „Frau O.“ zeigt zusätzlich einen Fall, bei dem eine stationäre DBT-Behandlung erfolgreich abgeschlossen wurde und bei dem es aufgrund akut eintretender, schwieriger Lebensereignisse im Verlauf zu einer erneuten Krise kommt.

6.7.1 Ziel und Patientengruppe

In den Pfad „Krise“ werden Patienten mit bereits gesicherter Borderline-Diagnose, die häufig schon DBT-Vorerfahrung haben und durch Voraufenthalte in der Klinik bereits bekannt sind, aufgenommen (vgl. auch Tabelle 8 in Kapitel 6.3). Sie suchen in typischen Borderline-Krisen, wie z. B. bei akuten Suizidgedanken und Suizidversuchen, bei schweren lebensbedrohlichen Selbstverletzungen, bei schweren Fremdaggressionen oder medizinischen Notfällen wie anorektischen Krisen, nach Hilfe. Bei diesen Patienten liegt der Fokus auf dem schnellen (Wieder-)Erlangen von Selbstverantwortung; es wird ein kurzer stationärer Aufenthalt angestrebt, um kein krisenhaftes oder krisengenerierendes Verhalten zu verstärken. Der Behandlungspfad „Krise“ dient dem Ziel, Patienten eine selbstständigere Spannungsregulation und Reduktion des akuten dysfunktionalen Verhaltens zu vermitteln: bei DBT-unerfahrenen Patienten durch das Erlernen von Skills zur Krisenbewältigung und bei DBT-erfahrenen Patienten durch die Auffrischung und Aktivierung dieser bereits bekannten Skills. Mithilfe von Verhaltens- oder Kettenanalysen wird die Krise bearbeitet, Diary-Card und Spannungsprotokolle kommen zur Anwendung, die Patienten nehmen an der Gruppe „Skills light“ teil (vgl. auch Tabelle 10). Nach ein bis zwei Wochen (Richtwert) soll die ambulante Behandlung weitergeführt werden können.

6.7.2 Ablauf

Das in Tabelle 11 skizzierte Vorgehen bei der Krisenintervention orientiert sich idealtypisch am Vorgehen der DBT (vgl. Bohus, 2019) und ist gleichzeitig an die realen Gegebenheiten von Borderline-Krisen in der Psychiatrie angepasst. Bei Patienten mit komorbid kognitiven Einschränkungen, akuten Psychosen und schweren Depressionen wird die Krisenintervention dem jeweiligen Krankheitsbild angepasst und auf die jeweilige Symptomatik zugeschnitten.

Tabelle 11: Typisches Vorgehen bei der Krisenintervention

Bei Aufnahme	Sicherungsmaßnahmen und Überwachung so lange wie Absprache- und Beziehungsfähigkeit nicht mehr ausreicht, aus Selbststeuerungsproblemen resultierende Selbst- oder Fremdgefährdungen zu verhindern. Diese Maßnahmen sollten so schnell wie möglich beendet werden und anschließend der Algorithmus ab Tag 1 beginnen.
Tag 1	Psychopathologie erheben, Suizidalität abklären
Tag 2 bis 6	Problem- und Bedingungsanalyse – ausschließlich mit Fokus auf die Krise
Nach Woche 1	Vorstellung der Problem- und Bedingungsanalyse im Team: Was hat die Krise ausgelöst und was hält sie aufrecht?
Woche 2	Problemlösung
Woche 3	Beendigung der Behandlung oder nach einer Pause weitere Behandlung mit therapeutischem Ziel. Die Voraussetzung hierfür ist ausreichendes Commitment und dazu hat es sich bewährt, Kriseninterventionen zunächst mit einer Entlassung zu beenden und ein Commitment für eine störungsspezifische Behandlung weiter aufzubauen und zu prüfen (vgl. Pfad „DBT“ in Kapitel 6.8).

6.7.3 Besonderheiten Pfad „Krise“

Verlegungen auf beschützte Stationen. Auch wenn bei Patienten aus Pfad „Akut“ oder „Krise“ Schwierigkeiten, sich selbst zu steuern, ein solches Ausmaß angenommen haben, dass ihre Absprache- und Beziehungsfähigkeit nicht mehr ausreicht, um aus ihren Selbststeuerungsproblemen resultierende Selbst- oder Fremdgefährdungen zu verhindern, sollte versucht werden, die Kriseninterventionen innerhalb der Station mit dem in DBT trainierten Behandlungsteam durchzuführen. Borderline-Krisen sind meistens kurz und werden durch eine Verlegung der Patienten auf allgemeinpsychiatrische Stationen häufig iatrogen verlängert. Verlegungen auf geschlossene oder anderweitig „beschützte“ Stationen sollten nur dann vorkommen, wenn aufwendige Sicherungsmaßnahmen länger als einige Tage notwendig sind, der allgemeinpsychiatrische Aufwand stark im Vordergrund steht oder der Ablauf auf der Station so eingeschränkt wird, so dass eine Verlegung als letztes Mittel zur Verhinderung von gewalttätigem oder schwer selbstschädigendem Verhalten sinnvoller erscheint. Dies kann vor allem der Fall bei komorbider schwerer Dissozialität oder komorbider schwerer Psychose sein.

Suizidalität (Dilemma zwischen – häufig – zu viel Aufmerksamkeit und – selten – Unterschätzung im Einzelfall). Suizidgedanken sind definitorischer Bestandteil des Krankheitsbildes BPS. Fast alle Betroffenen berichten davon. Suizidgedanken haben bei der BPS – im Gegensatz zu Schizophrenie oder Depression – meist eine Entlastungsfunktion von aversiven Situationen oder Gefühlen. Sie treten oft schon in der frühen Adoleszenz auf. Ihr Entlastungseffekt wirkt als Verstärker. Dies führt zu einer Konditionierung, die im Laufe der Zeit zu automatisierten Suizidgedanken führt. In Hochstressphasen können sie einen unkontrollierbar wirkenden oder psychosenahen Charakter bekommen.

Zu den häufigen Suizidversuchen und den noch häufiger auftretenden Suizidgedanken kommt noch die Rate an vollendeten Suizide bei Menschen mit BPS hinzu, die je nach Autor und Studie auf unter 1 % bis zu 10 % geschätzt wird (Skodol et al., 2002b; Bohus, 2019). Da Suizide v. a. im Kontext von depressiven Episoden oder Substanzkonsumstörungen erfolgen (Sipos & Schweiger, 2003; American Psychiatric Association, 2013), ist eine sorgfältige Exploration des psychopathologischen Befundes sehr wichtig. Zur Absicherung bei unklaren Fällen empfiehlt sich das „Vier-Augen-Prinzip“, d. h. mindestens zwei erfahrene Therapeuten prüfen die Suizidalität und dokumentieren den Befund. Aus rechtlicher Sicht ist es besonders hilfreich, wenn diese Prüfung neben einem Oberarzt durch einen weiteren Facharzt für Psychiatrie und Psychotherapie oder Psychosomatik erfolgt. Abzuklärende Risikofaktoren sind unter anderem:

- Präsuizidales Syndrom mit Handlungsdrang und Einengung?
- Konkrete Vorbereitungen bereits getroffen?
- Zeitpunkt und Ort festgelegt?
- Verschenken von Eigentum?
- Verabschiedungen, Abschiedsbriefe?
- Ausgeprägte anhaltende Resignation bei erhaltenem Antrieb?
- Anhaltende Negativreaktionen in der Umgebung, sowie Gefühl, für andere eine Belastung darzustellen?
- Fehlende Zugehörigkeit zu einem sozialen System?
- Weitere Suizide in der Familie, im näheren Umfeld, in der eigenen Vorgeschichte?
- Starker sozialer Rückzug mit Verlust von Interesse?

Gefährlich ist das „Stadium des Entschlusses“ mit Neigung zu Dissimulation und scheinbarer Symptombesserung und „plötzlicher“ emotionaler Gelassenheit. Bei Distanzierung von Suizidalität ist auf die Belastbarkeit dieser Aussage zu achten.

Während eine mangelnde Steuerungsfähigkeit relativ einfach einzuschätzen ist, stellt die sogenannte „Absprachefähigkeit“ Behandler manchmal vor ein Dilemma. Behandler wünschen sich „absprachefähige“ Patienten, die nach einer entsprechenden Absprache keine Suizidversuche und keine Selbstverletzungen durchführen. Bei erneuten Selbstverletzungen wird die Absprachefähigkeit infrage gestellt, Sicherungsmaßnahmen werden auf dieser Basis wieder aktiviert, weil die Selbstverletzungen fälschlicherweise als Suizidversuch gedeutet werden. Dabei gehören Selbstverletzungen zum Krankheitsbild und eine „ernste“ Suizidalität liegt häufig nicht vor. Die Erfahrung zeigt, dass die Suizidalität bei BPS-Patienten eher überschätzt wird und es dadurch zu multiplen Hospitalisierungen kommt (vgl. Bohus, 2019; Steinert et al., 2014).

Patienten ohne DBT-Erfahrung im Pfad „Krise“. Bei den Patienten, die ohne DBT-Erfahrung in einer Krise aufgenommen werden, entfällt die in Behandlungspfad „Akut“ erforderliche Diagnostikphase, weil bereits eine gesicherte Diagnose vorliegt. Diese Patienten erhalten je nach akuter Symptomatik zunächst oft Medikamente, welche die massive Anspannung lindert (z. B. Benzodiazepine, kurzzeitig, oder niederpotente Neuroleptika) und werden engmaschig überwacht, wenn sie z. B. noch keine ausreichende Eigenverantwortung übernehmen können. Die Phase der Überwachung sollte so kurz wie möglich sein, manchmal reichen einige Stunden oder ein bis zwei Tage. Neben den oben genannten Bausteinen (vgl. auch Tabelle 8 in Kapitel 6.3) erfolgt eine Psychoedukation zur Borderline-Störung (Einzelgespräche, Bezugspflegegespräche, Skills-Gruppe). Parallel wird das Commitment hinsichtlich einer DBT-Behandlung gefördert. (Natürlich können auch Patienten mit DBT-Vorerfahrung Medikamente erhalten, wenn es *unbedingt* nötig erscheint, es wird jedoch viel stärker zur Aktivierung bekannter Skills zur Krisenbewältigung motiviert.)

Anschließend sollte mit diesen Patienten (ohne DBT-Erfahrung) an einer raschen Stabilisierung und Entlassungsvorbereitung gearbeitet werden. Dazu gehören z. B. eine Unterstützung durch den Sozialdienst hinsichtlich gravierender sozialer Probleme, ferner die Arbeit an Anfälligkeitsfaktoren (z. B. Trinken, Schlafrhythmus) sowie das Erarbeiten eines basalen Krisen- und Notfallplanes. Da die Patienten ja noch keine DBT-Erfahrung haben, werden sie vom Pflegepersonal intensiv bei der Anwendung von Skills unterstützt und es wird, wenn möglich, individuell ein kleiner *vorläufiger* Notfallkoffer mit einigen wenigen wirksamen Stresstoleranz-Skills zusammengestellt. Dabei wird immer wieder auf die intensivere DBT-Behandlung verwiesen, in deren Rahmen dann der Notfallkoffer in ausführlicher Form erarbeitet wird. Die Berichte von Patienten, die im DBT-Pfad behandelt werden, helfen auf der Station oft dabei, bei Patienten im Pfad „Krise“ ein Commitment aufzubauen. Die Berichte enthalten oft sehr validierende Botschaften wie „So wie dir, ging es mir auch am Anfang": Die Behandlung aller Patienten der drei Pfade auf einer Station hat so Synergieeffekte.

Patienten mit DBT-Erfahrung im Pfad „Krise". Patienten mit gesicherter Borderline-Diagnose und mit DBT-Vorerfahrungen, die in einer akuten Krise kommen, sind manchmal besonders verzweifelt und benötigen am Anfang viel Validierung ihrer inneren Not. Sie haben den Eindruck, versagt zu haben, sind – trotz DBT-Vorerfahrungen – durch Gefühle wie Ohnmacht, Selbsthass oder Scham belastet. Aufgrund des häufig vorhandenen Schwarz-Weiß-Denkens kann es sein, dass diese Patienten den Eindruck haben, dass die DBT-Behandlung überhaupt nicht geholfen hat und dass sie nun ganz von vorn anfangen müssen. Häufig quälen sie sich auch mit der Frage, was Behandler nun von ihnen denken. Eine solche Verzweiflung kann sehr lähmend sein. Hier ist es besonders wichtig, dialektisch zu arbeiten, d.h., die Not anzuerkennen und gleichzeitig an die vorhandenen Ressourcen und Kompetenzen zu erinnern und die Patienten zu ermutigen, wieder Skills einzusetzen und mit dem Behandlungsteam an einer raschen Bewältigung der Krise zu arbeiten. Dabei können auch Stresstoleranz-Skills, die die Patienten bereits kennen, wie z.B. Radikale Akzeptanz, Innere Bereitschaft und Entscheidung für den neuen Weg (z.B. „Ich bin an einer Borderline-Störung erkrankt. Im Rahmen dieser Störung können schwere Krisen auftreten, die auch zu selbstverletzendem Verhalten führen können. Ich kann Skills einsetzen und Unterstützung annehmen, um aus der Krise herauszukommen.") für die Annahme der Realität hilfreich sein.

Manchmal ist es auch bei Patienten mit DBT-Vorerfahrung erforderlich, dass Medikamente zur Spannungsreduktion oder andere Interventionen, wie z.B. eine Reizabschirmung im Überwachungszimmer, eingesetzt werden. Solche Maßnahmen sollten nur so kurz wie möglich angewandt werden, die Patienten sollten zügig wieder die Eigenverantwortung übernehmen, wobei sie vom Behandlungsteam unterstützt werden. Skills sollten aufgefrischt werden, Spannungsprotokolle (wieder) zur Selbstbeobachtung ihrer Anspannungszustände aufgenommen werden. Verhaltensanalysen sollten mit dem Fokus auf den Auslöser der aktuellen Krise und deren aufrechterhaltenden Faktoren angefertigt werden.

Oft besteht die „DBT-Vorerfahrung" der Patienten nur aus der vorübergehenden Teilnahme an einer ambulanten oder stationären Skills-Gruppe ohne, dass vollumfänglich das Setting einer wirksamen DBT-Therapie mit ihren diversen Bausteinen durchlaufen wurde (unabhängig davon, ob ambulant oder stationär). Hier sollte daher genau exploriert werden, auf welchen DBT-Kenntnissen man überhaupt aufbauen kann. Bei manchen Patienten wird es auch nötig sein zu verdeutlichen, was in Wirklichkeit zu einem DBT-Programm gehört und unter welchen Umständen es wirkt. Häufig haben Patienten Erfahrung mit einer „irgendwie gearteten" DBT, ohne dass sich wirklich DBT dahinter verbirgt.

Es gibt natürlich auch Krisen bei Patienten, die ein zertifiziertes DBT-Programm abgeschlossen haben. In diesem Fall wird gemeinsam mit dem Pflegepersonal der Notfallkoffer mit Stresstoleranz-Skills überarbeitet. Die Patienten selbst werden aufgefordert, sich mit der Skills-Sammlung auseinanderzusetzen und die Zeit des Aufenthaltes auf der Station zu nutzen, bewährte Skills wieder zu üben sowie neue Skills zu erproben. Die Teilnahme an der „Skills-Gruppe light“ (vgl. auch Tabelle 10) erfolgt wie im Pfad „Akut“ zur Verstärkung erster Schritte hin zu einem verstärkten Commitment.

Patienten mit bereits erfolgter Teilnahme an einem DBT-Programm im Pfad „Krise“. Mit Patienten, die schon an einem zertifizierten DBT-Programm teilgenommen haben und daher vielleicht auch schon auf Station bekannt sind, wird sofort nach der ersten kurzen Phase der Stabilisierung besprochen, dass es sich um eine ein- bis zweiwöchige Krisenbehandlung und nicht um ein DBT-Intervall handelt. Dies ist besonders wichtig, um bei den Patienten das Commitment dafür zu fördern, geplant und verbunden mit klaren Therapiezielen eine DBT-Intervallbehandlung *nach der Krise* zu beginnen. Zudem ist es für diejenigen Patienten, die sich gerade im DBT-Pfad auf der Station befinden und die sich sehr anstrengen, wichtig zu sehen, dass andere Patienten sich *keine* DBT-Behandlung durch eine Krise „holen“ können.

Bei Patienten, die schon ein zertifiziertes DBT-Programm hinter sich haben, ist es besonders wichtig, Verzweiflung und Hoffnungslosigkeit zu validieren und gleichzeitig den Mut und die Motivation zum Weiterkommen zu verstärken. Dafür kann z. B. eine Modifikation der oben beschriebenen Metapher der Bergbesteigung für den weiteren Weg genutzt werden (vgl. Kapitel 5.1.4):

Modifikation: Metapher vom Bergsteigen

„Nachdem Sie mir von Ihrer Krise und der schweren Selbstverletzung berichtet haben, habe ich den Eindruck, dass Sie ganz verzweifelt sind und meinen, dass die DBT-Behandlung gar nicht geholfen hätte. Das kann ich verstehen und ich merke, wie belastend das für Sie ist. Ich weiß noch, wie hart Sie in der DBT-Behandlung daran gearbeitet haben, Ihre Anspannung zu regulieren und rechtzeitig und erfolgreich Skills einzusetzen.

Leider gehören Krisen zur Borderline-Störung dazu, manchmal auch noch nach einer intensiven DBT-Behandlung. Wir werden Sie unterstützen, diese Krise rasch zu bewältigen. Aus Ihrer DBT-Behandlung kennen Sie schon die Bergsteiger-Metapher. Können Sie sich noch erinnern? Sie haben schon viel von der Besteigung hinter sich, mehr als die Hälfte. Und nun, an einer besonders glatten Stelle, rutschen Sie aus und fallen einige Meter nach unten, bis auf ein Plateau. Dort liegen Sie auf der Erde, haben Schmerzen, weil Ihre Haut aufgeschürft ist und Sie sich ein Bein etwas geprellt haben. Sie sind ärgerlich und haben das Gefühl, von vorne anzufangen, dabei sind Sie nur ein paar Meter gerutscht, aber in dem Moment fühlt es sich wie eine Niederlage an.

Ein Bergführer, der Sie und einige andere Menschen bei der Besteigung unterstützt, kommt zu Ihnen, bittet Sie, langsam aufzustehen und zeigt Ihnen, wie Sie zu einer Hütte kommen. Dort versorgen Sie Ihre Wunde, kommen wieder zu Kräften, erholen sich von dem Sturz und planen Ihren weiteren Aufstieg, lassen sich von Ihrem Bergführer zeigen, wie Sie beim nächsten Mal die rutschige Stelle umgehen können.

So ähnlich ist es jetzt in Ihrer Krise gerade auch. Ihr Hüttenaufenthalt ist vergleichbar mit Ihrer stationären Krisenintervention. Unser Team und ich als Ihre Therapeutin/Ihr Therapeut werden wie der Bergführer in der Metapher Ihnen behilflich sein, wieder zu Kräften zu kommen. Wir können Sie nicht den Berg hochtragen, doch wir können Ihnen einen Weg zeigen, den Sie dann zügig mit Ihrer ambulanten Therapeutin als Begleiterin/Ihrem ambulanten Therapeuten als Begleiter fortsetzen können. Dieser Weg ist anstrengend und kostet Kraft, doch Sie sind auf dem Weg nicht allein.“

Zügige Entlassung aus der Krisenintervention. Für eine zügige Entlassung aus dem Pfad „Krise“ gibt es verschiedene Gründe. Viele Borderline-Patienten neigen zu Hospitalisierung. Beziehungskrisen, Probleme am Arbeitsplatz oder in der Familie führen oft zu Hochspannung und zur Flucht ins Krankenhaus. Dabei wird gleichzeitig das Selbstbild vieler Patienten bestätigt, dem Leben nicht gewachsen zu sein und nur mithilfe anderer zurechtzukommen. Mit Unterstützung der Institution, z. B. durch lange Behandlungen und Unterbringungen, entwickelt sich ein Muster gelernter Hilflosigkeit, das sich mit jedem Krankenhausaufenthalt verfestigt. Der Krankenhausaufenthalt stellt seinerseits gleichzeitig einen, oft verantwortungsabnehmenden, Verstärker dar, da er viel Aufmerksamkeit und Versorgung beinhaltet. Patienten lernen sich untereinander kennen, schließen Freundschaften und geraten teilweise in dysfunktionale Wettbewerbe um die riskanteste Selbstverletzung. Innerhalb eines DBT-Programmes kann man mit solchen Tendenzen gut umgehen. Außerhalb einer elektiven Behandlung ist es jedoch extrem schwer. Der Pfad „Krise“ soll daher dieser Problematik, die zu Chronifizierung und schweren Verläufen führt, begegnen. Die im Kapitel 2 ausführlich dargestellten Besonderheiten der Versorgungssituation von BPS-Patienten in unserem Gesundheitssystem, wie u. a. der Mangel an ambulanten Therapieplätzen und Skills-Gruppen, erlauben keine ausschließliche Behandlung der Borderline-Störung im ambulanten Setting. Umso wichtiger ist es, stationäre Krisenbehandlungen möglichst kurz zu halten und der Förderung von Selbstständigkeit und Fertigkeiten zur eigenständigen Krisenbewältigung viel Raum zu geben.

6.8 Elektive Therapie – Pfad „DBT"

Fallbeispiel: Frau S.

Frau S., 35 Jahre alt, wurde in der Vergangenheit häufig wegen impulsiver Durchbrüche mit starker Wut, die sie nicht kontrollieren konnte, stationär aufgenommen. Nach Abklingen der Wut fiel sie in Schuldgefühle, die zu Selbstverachtung und Hass sich selbst gegenüber führten. Infolge derer kam es zu schweren Selbstverletzungen, die sie immer wieder in die Notaufnahme brachten. Trotz hohem Leidensdruck konnte sie sich nicht vorstellen, aufgrund ihrer Haustiere, die sie als die einzig „wahren" Helfer wahrnahm, zwölf Wochen eine stationäre Therapie zu machen. Sie hatte außerdem finanzielle Sorgen, lebte von Hartz IV und hatte durch impulsive Einkäufe von Zubehör für ihre Tiere sowie Mietrückständen von verschiedenen Wohnungen Schulden von mehreren Tausend Euro. Sie neigte zu kurzen, intensiven Beziehungen, oft zu anderen BPS-Patienten, die sie bei psychiatrischen Aufenthalten kennengelernt hatte. Zur Vermeidung des quälenden Gefühls von Einsamkeit machte sie sich sehr abhängig vom jeweils aktuellen Partner, gab für ihn alles auf, stellte andere Freundschaften hintenan, sodass das Ende der Paarbeziehung dann auch tatsächlich soziale Vereinsamung bedeutete, was weitere Krisen generierte mit erheblichem Alkohol- und Benzodiazepinmissbrauch. Frau S. wurde zunächst im Pfad „Akut" behandelt, in Zusammenarbeit mit dem Sozialdienst schaffte sie es, ins betreute Wohnen umzuziehen und sich einen Schuldnerberater zu suchen. Die Patientin wurde allerdings ohne ausreichendes Commitment für eine stationäre DBT-Behandlung entlassen und kam mehrfach in den Pfad „Krise", wo weiter am Aufbau für ein Commitment gearbeitet wurde. Schließlich entschied sich Frau S., an ihren Problemen gründlicher zu arbeiten und aufzuhören, sich von Krise zu Krise „zu retten". Sie kümmerte sich um eine Versorgung ihrer Haustiere, verzichtete auf Alkohol und Benzodiazepine, die bei den ambulanten Vorgesprächen durchgeführten Screenings waren negativ.

Fallbeispiel: Frau M.

Frau M., 25 Jahre alt, wurde in der Kindheit vom Vater geschlagen, von der Mutter als einzige Tochter und Schwester von fünf Brüdern emotional missbraucht, und im Alter von 15 Jahren nach dem Besuch der Reitstunde vom Reitlehrer vergewaltigt. Im Alter von 16 Jahren versucht Frau M. das erste Mal, sich das Leben zu nehmen, einer ihrer Brüder findet sie aber. Es folgen stationäre Aufenthalte in der KJP mit der Diagnose einer BPS, sie bricht alle Therapien ohne nennenswerte Erfolge ab. Behandler bezeichnen sie als „schwierigen Fall" und geben ihr die Schuld, dass sie nicht weiterkommt. Die Patientin fängt an, sich zu verschließen, wird in der Schule schlechter, dissoziiert häufig, versucht alles mit sich selbst auszumachen und niemanden an sich heranzulassen. Von der Vergewaltigung weiß zu diesem Zeitpunkt keiner. Aufgrund der nicht ausreichenden Abiturnote kann sie ihrem Wunsch, Medizin zu studieren, nicht nachkommen und beginnt eine Ausbildung zur Krankenschwester. Sie stabilisiert sich durch das Verlassen ihres Wohnorts und damit vor allem des Elternhauses. Als in der Ausbildung psychiatrische Inhalte thematisiert werden, dekompensiert die Patientin zunehmend, schafft trotz starker psychischer Belastung mit Flashbacks, Alpträumen und wieder zunehmenden Dissoziationen alle Prüfungen zu bestehen, macht sogar den besten Abschluss. Danach bricht sie eine Auslandsreise ab, wird in die Psychiatrie aufgrund von akuter Suizidalität eingewiesen. Die dortige zwölfwöchige Behandlung endet ebenfalls ohne Ergebnisse, da sie so gut wie nicht spricht und sich zwischen ihr und den Behandlern „die Fronten verhärten“, u. a. da der zuständige Oberarzt versucht sie zum Sprechen zu zwingen, ohne Erfolg. Nach der stationären Behandlung erfolgt die Rückkehr an den alten Wohnort und ins Elternhaus. Aufgrund erneuten krisenhaften Verhaltens kommt es abermals zur Aufnahme in die Psychiatrie, hier wird erstmals der Pfad „Krise“ beschritten und erstmals wird die Diagnose „komplexe Traumatisierung“ neben der schon bekannten BPS gestellt. Gemeinsam mit der Patientin, die weiterhin kaum spricht, wird das weitere Vorgehen geplant: Der Beginn der Behandlung der komorbiden Störung soll stationär erfolgen und dann zügig weiter ambulant. Während dieser ambulanten Traumabehandlung gibt es zwei kurze Aufenthalte im Pfad „Krise“. Nach der ambulanten Vorbehandlung der komorbiden Störungen sowie dem Aufbau eines ausreichenden Commitments erfolgt die Aufnahme ins stationäre DBT-Programm.

Fallbeispiel: Frau G.

Frau G., 20 Jahre alt, kommt auf Anraten ihrer ambulanten Therapeutin zu einem ambulanten Vorgespräch für eine stationäre DBT-Behandlung. Die Patientin leidet unter Suizidgedanken, verletzt sich oberflächlich, hat starke Angst vor dem Verlassen werden, kämpft mit dem Gefühl ständiger sozialer Zurückweisung, wird in Auseinandersetzungen schnell laut und neigt zur Regulation ihrer intensiven Emotionen durch Essen (entweder Hungern oder Essanfälle). Ihre Therapeutin habe ihr dazu geraten, zur ausreichenden Stabilisierung ihre Symptomatik stationär behandeln zu lassen. Die Patientin ist gerade am Ende ihres Freiwilligen Sozialen Jahres, wohnt noch bei den Eltern und ist motiviert, an ihren Problemen zu arbeiten. Sie hat Angst vor den Gruppentherapien, möchte sich dem aber stellen.

Die Fallbeispiele von Frau S. und Frau M. zeigen, dass Patienten sich durchaus häufiger in einer stationären Akutbehandlung befinden, bevor sie die Voraussetzungen für ein stationäres DBT-Programm aufweisen und ausreichendes Commitment zeigen. Manchmal reicht nicht *eine* Behandlung im Pfad „Akut“ aus, um so weit zu kommen. Das Hinarbeiten im Pfad „Krise“ auf eine Aufnahme in den Pfad „DBT“ hilft bei mehrfachen Aufenthalten von Patienten jedoch dabei, eine therapeutische Umgebung zu schaffen, die dysfunktionales Verhalten reduziert und nicht weiter verstärkt.

Das Fallbeispiel von Frau G. illustriert eine Patientin, die stellvertretend für eine kleine Gruppe von Betroffenen steht, die bisher noch keine stationäre Krisenintervention in Anspruch genommen hat und die gut direkt im Pfad „DBT“ behandelt werden kann.

6.8.1 Ziel und Patientengruppe

Im Pfad „DBT“ werden Patienten mit einer gesicherten Borderline-Diagnose behandelt, bei denen ein ausreichendes Commitment für eine zwölfwöchige, stationäre Therapie vorliegt und die folgende Voraussetzungen erfüllen: ausreichende Vorbehandlung von komorbiden Störungen; keine Einnahme von oder nur der notwendigsten Medikamente; die soziale Situation ist ausreichend stabil; falls notwendig, liegt eine gesicherte, zuverlässige Kinderversorgung vor; bei vorliegender Sucht liegt Abstinenz vor. Kliniken geben unterschiedliche Zeiten vor, wie lange Patienten abstinent sein sollten, bevor eine Aufnahme erfolgen kann. Begonnen bei „Abstinenz ab erstem Tag der stationären Behandlung“ bis hin zu einem „halben Jahr Abstinenz vor Behandlung“. In unseren Kliniken hat es sich bewährt, eine Abstinenzzeit von drei Monaten vor Beginn der Behandlung vorzugeben. Mit denjenigen Patienten, die das nicht schaffen, wird gemeinsam ein Platz in einer Klinik gesucht, die ein DBT-Sucht-Programm (DBT-S) anbietet. Aus den beschriebenen Kriterien ergibt sich, dass auch keine akute Suizidalität vorliegen darf. Das übergeordnete Ziel des Pfads „DBT“ ist die Befähigung zu einer ambulanten Therapie. Dazu gehören das Erlernen der Emotionsregulation zur Reduktion von (suizidalen) Krisen und Hochanspannung, die Verbesserung zwischenmenschlicher Fertigkeiten zur Erreichung der eigenen Ziele und zur Erfüllung der eigenen Bedürfnisse sowie die Steigerung der Selbstfürsorge (vgl. auch das ausführliche Fallbeispiel in Kapitel 7.1).

6.8.2 Ablauf

Zur Sicherung der oben genannten Kriterien und des Herstellens eines ausreichendes Commitments haben sich mehrere Zwischenschritte bis zur tatsächlichen Aufnahme der Behandlung als hilfreich erwiesen:

- Ambulantes Vorgespräch zur Diagnostik, Feststellen der stationären Behandlungsindikation, Ausschluss von Kontraindikationen, Sicherstellung eines aus-

reichenden Veränderungscommitments und Information über das Therapieprogramm.
- Bedenkzeit von einer Woche zur Überprüfung der Ambivalenzen und des Commitments. Nach telefonischer Zusage Warteliste.
- Elektive stationäre Aufnahme für 12 Wochen.
- *Behandlungsstufe 1:* Behandlungsvertag, Problemanalysen, Entwicklung von Therapiezielen; Training der Wahrnehmung von Spannung und Frühwarnzeichen Spannungsprotokollen und Diary-Card, Zielvorstellung im Team, Einbeziehung der Angehörigen
- *Behandlungsstufe 2:* Wochenziele, Implementierung der Skills in den Alltag.
- *Behandlungsstufe 3:* Entlassungsvorbereitung, Therapeutensuche, soziale Probleme.

Während der gesamten Therapiedauer finden wöchentliche therapeutische und pflegerische Einzelgespräche statt sowie eine Teilnahme an allen Skills-Gruppen sowie dem basalen stationären Programm (Ergotherapie/Bewegung). Im Pfad „DBT" ist eine Intervallbehandlung zur Auffrischung und Vertiefung möglich. Dafür können Patienten im Zeitraum von zwei Jahren insgesamt zweimal vier Wochen kommen.

6.8.3 Besonderheiten Pfad „DBT"

Die Besonderheiten im Pfad „DBT" ergeben sich durch die Grundannahmen und die dialektische Haltung, die grundlegende Elemente in einem DBT-Programm sind (vgl. hierzu die ausführlichen Darstellungen in Kapitel 5). Für ein tieferes Verständnis verweisen wir explizit auf die Originalliteratur (Bohus, 2019; Bohus & Wolf-Arehult, 2013; Linehan, 2008; Stiglmayr & Gunia, 2017). Wichtig erscheint uns an dieser Stelle zu sagen, dass es sich bei den im folgenden aufgeführten Besonderheiten um zumeist selten auftretende Thematiken im Pfad „DBT" handelt.

Umgang mit Selbstverletzung. Von den Patienten im Pfad „DBT" wird von Anfang an die Übernahme von Eigenverantwortung erwartet sowie intensives Arbeiten an ihrem dysfunktionalen Verhalten, und das im Verlauf der Behandlung immer mehr. Tritt im Rahmen der DBT-Behandlung eine schwere Selbstverletzung auf, wird der Patient – im Gegensatz zu den anderen beiden Pfaden – nicht auf dem Weg in die Chirurgie begleitet. Initial wird natürlich Suizidalität abgefragt, genau wie auch nochmals bei der Rückkehr auf die Station nach der chirurgischen Versorgung. Im Anschluss wird der Patient dazu aufgefordert, eine Verhaltensanalyse zur Selbstverletzung zu schreiben, um so weiter an der Reduktion von selbstverletzendem Verhalten zu arbeiten. Sollte die Selbstverletzung sehr schwer sein, muss auch in Betracht gezogen werden, das DBT-Programm zu beenden und entweder den Patienten zu entlassen oder, wenn dies aufgrund von Suizidalität nicht möglich ist, ihn auf eine andere Station zu verlegen.

Umgang mit Suizidversuchen. Ein Suizidversuch während des DBT-Programms stellt einen Bruch des Behandlungsvertrags dar, die stationäre DBT-Behandlung wird beendet und der Patient wird, je nach Suizidalität, auf eine andere Station im Haus verlegt. Der Verbleib auf der Station durch den Wechsel in den Pfad „Krise" würde verschiedene Dynamiken auf der Station nach sich ziehen und wäre auch für das dysfunktionale Verhalten des Patienten aufrechterhaltend, da der Patient dann weiterhin vom selben Team behandelt werden würde, zu dem er schon Vertrauen aufgebaut hat und bei dem er sich daher prinzipiell „wohler" fühlt. Auch für das Behandlungsteam ist der nahtlose Wechsel eines Patienten von einem Pfad in den anderen nicht unproblematisch, da es das Verhalten ihm gegenüber ändern muss, um das dysfunktionale Verhalten nicht zu verstärken.

Umgang mit plötzlich auftretender Suizidalität vor der Entlassung. Suizidalität als „Exit-Strategie" soll unabhängig vom Auslöser (Entlassung oder externes Ereignis) nicht verstärkt werden. Die Ambivalenz zwischen geschützt und versorgt sein sowie dem Wunsch nach Unabhängigkeit wird validiert. Es wird an der Entlassung aus dem DBT-Programm festgehalten und die stationäre Behandlung wird entweder vollständig beendet oder bei vorliegender Suizidalität auf einer anderen Station fortgeführt.

Typisches Problem: „Skills helfen nicht". Gerade von BPS-Patienten, die sich im Pfad „DBT" befinden, wird häufiger geäußert, dass die Skills nicht helfen würden. Die Wahrnehmung des jeweiligen Patienten wird zuerst einmal so angenommen und validiert. Daran anschließend werden drei Fragen gestellt:
- Wie hoch war die Anspannung vorher?
- Was haben Sie genau gemacht?
- Wie hoch war die Anspannung hinterher?

Manchmal zeigt sich dabei, dass die Spannung nur um einige Punkte nach unten geht und nicht zu der vom Patienten gewünschten Entlastung führt. Der Skill ist dann aber trotzdem wirkungsvoll – es benötigt nur noch andere Skills oder eine Wiederholung des gleichen Skills, also eine Skills-Kette, um die Anspannung in einen mittleren Bereich zu bekommen. Manchmal wenden Patienten Skills auch nicht richtig an, z. B. ist die Dauer, die der Kopf unter kaltes Wasser gehalten wird, zu kurz. Mit den aufgeführten Fragen kann die Ursache der Wahrnehmung, dass Skills nicht helfen, eruiert werden. Anschließend bietet es sich ggf. an, die Psychoedukation über die Funktion von Skills sowie die Informationen zu den verschiedenen Zugangskanälen und Skills-Ketten zu wiederholen.

7 Fallbeispiele

Im Folgenden werden zwei Fallbeispiele vorgestellt, anhand derer sowohl der Ablauf einer typischen stationären DBT-Behandlung (Pfad „DBT“) als auch der Ablauf einer Akut- bzw. Regelbehandlung (Pfad „Akut“) veranschaulicht werden.

7.1 Fallbeispiel: Frau S. – Stationäre DBT-Behandlung

Abbildung 8 zeigt den typischen Ablauf der stationären Behandlung. Am Beispiel von Frau S. wird dieser Ablauf veranschaulicht.

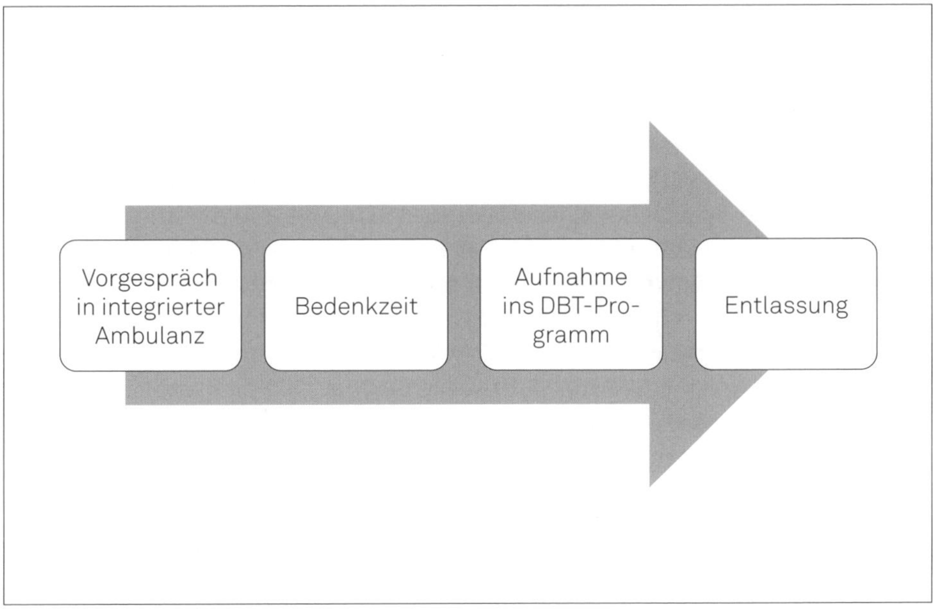

Abbildung 8: Ablauf einer typischen stationären Behandlung

Falldarstellung

Die zum Behandlungszeitpunkt 19-jährige Frau S. berichtet bei der Aufnahme von häufigen Suizidgedanken. Sobald sie sich abgelehnt fühle oder einen Misserfolg erleide, denke sie, dass ihre Familie und ihre Freunde ohne sie „besser dran" wären. Nachdem sich ihre Partnerin vor einigen Monaten von ihr getrennt habe, seien die Gedanken so stark gewesen, dass sie tatsächlich versucht habe, sich zu suizidieren, indem sie sich unter starkem Alkoholeinfluss die Pulsadern durchtrennen wollte. Sie habe sich dann jedoch in die Klinik einweisen lassen. Frau S. berichtet von häufigen aversiven Hochspannungszuständen, die oft mit schweren Selbstverletzungen unter Alkoholkonsum einhergingen. Außerdem dissoziiere sie in diesen Zuständen im Sinne einer Derealisation sowie Depersonalisation, alles fühle sich „wie in Watte" an und sie könne sich selbst beobachten, „als ob ich neben mir stehe und mir selbst zugucke". Auslöser für derartige Zustände und konsekutives dysfunktionales Verhalten seien rasch entstehende, starke Verlustängste, beispielsweise wenn sie sich kritisiert fühle oder wenn sie sich im Freundeskreis oder in der Familie ausgeschlossen fühle. Weiter schwer zu ertragen seien zwischenmenschliche Begegnungen, in denen sie den Eindruck habe, nicht ausreichend wertgeschätzt zu werden. Dies könne sehr leicht der Fall sein, schon wenn ihre Eltern nicht ihre Begeisterung teilten und ihre Interessen diskreditierten. Es überkomme sie dann eine tiefe Einsamkeit, als sei sie die Einzige auf der Welt mit einem derartigen Gefühlsleben und Dasein. Aufgrund ihrer starken und plötzlich schwankenden Stimmungen gerate sie häufig in Streit, vor allem mit ihren Eltern, in dessen Folge sie sich nach der ersten Wut plötzlich extrem unbedeutend fühle, schließlich Selbsthass entwickele und sich an allem die Schuld gebe. In ihrer letzten Beziehung habe sie sich daher stets untergeordnet, um ihre Freundin nicht zu verlieren. Sie habe nach einem Streit schon eine gesamte Winternacht Wein trinkend vor dem Haus der Freundin verbracht, in der Hoffnung, diese käme zu ihr hinaus, um sich mit ihr zu versöhnen. Die Freundin sei überhaupt der „idealste Mensch mit der besten Menschenkenntnis" gewesen. Frau S. berichtet des Weiteren von einem Erleben tiefer innerer Leere. In diesen Zuständen könne sie sich nicht spüren, erlebe eine regelrechte Gefühlslosigkeit. Um diese zu beenden, verletze sie sich selbst. Bei der Wundversorgung greife sie auf ein bestimmtes Ritual zurück. Sie zünde sich Kerzen an, stelle stimmungsvolle Musik an, schminke sich und betrachte sich dabei intensiv im Spiegel. Insgesamt erlebe sie diesen Vorgang als „genussvoll" und sich selbst in diesem Augenblick als präsenter und wertvoller. Die meiste Zeit könne sie allerdings ihren Körper nicht leiden, finde sich zu groß, zu hässlich. Es könne dann phasenweise auch so sein, dass sie kaum etwas esse, nur ein Glas Wasser am Tag trinke, „die Nacht zum Tag" mache.

Im Folgenden kurzen biografischen Überblick ist zu berichten, dass Frau S. die älteste von drei Schwestern ist. In ihrem ersten Lebensjahr erkrankte sie zweimal an einer Meningitis und war über lange Phasen im Krankenhaus. Jeweils im Alter von fünf und sechs Jahren wurden ihre beiden Schwestern geboren. Frau S. erlebte sich seither bei ihren Eltern als „abgeschrieben". Ab der Pubertät habe sie zu Hause viel Verantwortung übernehmen müssen in Bezug auf Haushaltsführung und Geschwisterbetreuung, weil ihre Mutter eine Umschulung zur Berufsschullehrerin absolvierte. In dieser Zeit verletzte sie sich erstmals selbst, was von den Eltern unerkannt blieb. In der Schule kam es zu einem deutlichen Leistungsabfall und zu einer Anhäufung von Fehlzeiten, sie habe „gerade noch so" das Abitur geschafft. Ihren Vater erlebe sie als gleichgültig-entfernt, in schulischen Fragen als extrem ungeduldig, impulsiv und beleidigend, wenn sie etwas nicht verstanden habe. Von ihrer Mutter fühle sie sich seit der Kindheit im Stich gelassen. Wenn sich die Mutter ihr nun mal zuwende, erlebe sie sie als aufdringlich und in ihrer Mutterrolle als nicht authentisch.

Vorgespräch in der integrierten Ambulanz der DBT-Station

Frau S. befand sich nach der oben erwähnten suizidalen Krise auf freiwilliger Basis in stationärer Behandlung auf einer allgemeinpsychiatrischen Station einer anderen Klinik. Während dieses Klinikaufenthaltes wurde die Diagnose der emotional-instabilen Persönlichkeitsstörung vom Borderline-Typ (BPS) gestellt. Der behandelnde Therapeut empfahl Frau S. daraufhin, sich an die integrierte Ambulanz der in diesem Buch vorgestellten BPS-Station zu wenden[9]. Nach der ca. zweiwöchigen Behandlung vereinbarte Frau S. dort einen Termin zu einem ambulanten Vorgespräch, welches von einer Stationstherapeutin der BPS-Station zur Indikationsstellung für die stationäre Dialektisch-Behaviorale Therapie (DBT) standardmäßig durchgeführt wurde. Dabei standen zunächst erneut die Diagnostik der BPS sowie mögliche komorbide Erkrankungen im Vordergrund. Bei Frau S. lag ausschließlich eine BPS ohne weitere Komorbiditäten vor. Außerdem wurden mögliche notwendige soziale Angelegenheiten exploriert, die nicht mit einer stationären Therapie vereinbar erschienen und vorher abgeschlossen oder erledigt werden sollten. Frau S. befand sich zum Zeitpunkt des Vorgespräches noch in einem Freiwilligen Sozialen Jahr, welches vor Beginn der stationären Therapie abzuschließen sie sich zutraute, da sie sich mit der Aussicht auf einen Aufnahmetermin im Zusammenhang mit der erfolgten Psychoedukation und der Aufklärung über die Wirksamkeit des DBT-Programms vorübergehend stabilisierte. Im Sinne der Stärkung des Selbstwertgefühls sowie der Stärkung der Übernahme von sozialen Rollen und Verantwortung wurde dieser Wunsch im Rahmen des Vorgespräches seitens der Therapeutin unterstützt und bekräftigt. Somit wurde auch nebenbei ein weiteres Kriterium zur Terminierung des Aufnahmezeitpunktes erfüllt: Zwischen

9 Dies ist ein Zuweisungsweg für die DBT-Behandlung. Andere Wege sind, dass Patienten kurz im Pfad „Akut" in der gleichen Klinik, auf der gleichen Station behandelt werden oder sich direkt ambulant für eine stationäre DBT-Behandlung vorstellen.

dem letzten Klinikaufenthalt und der stationären DBT sollten 8 bis 12 Wochen Bedenkzeit ohne stationäre Behandlung liegen, um Abbrüchen aufgrund mangelnden Commitments bei zu schnellen Therapieentschlüssen vorzubeugen. Neben der Aufklärung über die anstehende Behandlung und der Empfehlung, sich in der Zwischenzeit sowohl mit der Diagnose als auch mit der störungsspezifischen Behandlung DBT zu beschäftigen, lag das Augenmerk im Vorgespräch auf der Ermittlung der subjektiven Behandlungsziele. Frau S. gab dazu an, nicht mehr suizidal zu sein und sich außerdem in Hochspannung nicht mehr selbst verletzen zu wollen sowie sich „besser leiden" zu können. In Bezug auf Selbstverletzungen in Zuständen der Gefühlslosigkeit erschien sie ambivalent. Ein Teil in ihr konnte sich schlecht vorstellen, dem mittlerweile gewohnheitsmäßigen und teils starken Drang nach Selbstverletzung nicht mehr nachzukommen und auf das Genusserleben und das identitätsstiftende Moment zu verzichten. Sie konnte jedoch dann zunächst das Commitment dazu aufbringen, für die Behandlungsdauer von 12 Wochen gegen das „Craving[10] nach Selbstverletzung" anzugehen.

Aufnahme ins DBT-Programm

Phase 1 der stationären DBT

Noch am Aufnahmetag wurden Frau S. erste Therapiematerialien ausgehändigt und erklärt. Dazu gehörten ein Behandlungsvertrag, Spannungsprotokolle, eine Diary-Card und eine Verhaltensanalyse (Materialien vgl. auch Bohus, 2019; Bohus & Wolf-Arehult, 2013; Stiglmayr & Gunia, 2017). Mit Ausnahme des Behandlungsvertrages dienen alle Materialien zunächst der Förderung der Selbstwahrnehmung, der Erarbeitung von Frühwarnzeichen und von Auslösern für dysfunktionales Verhalten und finden während der gesamten 12-wöchigen Therapie Anwendung. Des Weiteren nahm Frau S. sofort an allen Skills-Gruppen teil.

Der Behandlungsvertrag. Im Behandlungsvertrag versicherte Frau S., an der Reduktion von suizidalem Verhalten, Selbstverletzungen und therapiestörendem Verhalten zu arbeiten, während das Behandlungsteam unterzeichnete, sich professionell zu verhalten, offen mit den eigenen Grenzen umzugehen und sich supervisorische Hilfe zu holen, sollte es sich mit der Behandlung überfordert fühlen.

Das Spannungsprotokoll. Frau S. begann sofort damit, ihre Spannung stündlich von einer Skala von 0 bis 100 % einzuschätzen und entsprechend auf einem Spannungsbogen festzuhalten. Ein wichtiges Ziel dieser Selbstbeobachtungsmaßnahme lag zum einen darin, dass Frau S. sich differenzierter und zeitlich exakter im Span-

10 Craving ist ein Begriff aus der Suchttherapie und meint starkes Verlangen nach einer Substanz. Da Selbstverletzung auch eine Art Suchtcharakter bekommen kann (vgl. Kapitel 1), wurde der Begriff an dieser Stelle so gewählt.

nungserleben einschätzen konnte und zum anderen darin, im entsprechenden Spannungszustand hilfreiche Skills einzusetzen. Diese Arbeit war zu Beginn insbesondere für den Hochspannungsbereich relevant, da selbiger häufig zu Selbstverletzungen führte. In diesem Zusammenhang wurde bereits im ersten Kontakt mit der Bezugspflegekraft erarbeitet, in welchem Spannungsbereich welche perzeptiven Kanäle, sog. Zugangskanäle, noch geöffnet sind. Das heißt, was bekommt die Patientin in Hochspannungszuständen überhaupt noch mit, auf welchen Sinnesgebieten ist sie zu erreichen? Dabei sind hilfreiche Skills jene aus dem Bereich der Stresstoleranz, die Frau S. auch in Hochspannung noch wahrnehmen kann. Diese werden in einem „Notfallkoffer" gesammelt und (immer!) mit sich getragen. Im Hochspannungsbereich standen Frau S. noch die Kanäle des Schmeckens, des Spürens sowie der allgemeinen Körperwahrnehmung zur Verfügung, während Reize über Hören, Riechen, Sehen und auch komplexeres Denken nicht mehr verarbeitet wurden. Entsprechend bestand ihr „Notfallkoffer" aus dem Skill Chilischoten für den Zugangskanal des Schmeckens. Für den Bereich des Spürens griff sie auf japanisches Heilpflanzenöl zum Auftragen auf die Schläfen sowie auf eine Kühlkompresse zum Auflegen auf die Unterarme zurück. Um die allgemeine Körperwahrnehmung anzuregen, machte sie Liegestütze und setzte den „imaginären Stuhl" ein, bei dem man sich an die Wand lehnend in eine Sitzposition begibt. Die Anwendung der Stresstoleranz-Skills im Hochspannungsbereich erfolgte in einer immer gleichen Reihenfolge von ca. vier bis fünf aufeinander aufbauenden Skills, die „Skills-Kette" genannt und solange wiederholt wird, bis die Spannung unter das Niveau von 65 bis 70 % sinkt. Langfristig galt es, Hochspannungsbereichen durch das Erkennen von Frühwarnzeichen vorzubeugen. Das sind vor allem körperliche Merkmale, Verhaltensimpulse, Gedanken oder Gefühle, die in gleicher Form auch im Hochspannungsbereich auftreten, aber etwas abgemildert kurz zuvor schon „spürbar" werden. Ziel ist es, bei der Wahrnehmung von Frühwarnzeichen bereits Skills einzusetzen, um die Anspannung erst gar nicht weiter steigen zu lassen. Abbildung 9 zeigt ein von Frau S. ausgefülltes Spannungsprotokoll.

Um zusätzlich auch an individuellen Verletzlichkeiten, sog. Vulnerabilitäten, die immer wieder dazu führen, dass man in eine Hochspannung gerät, therapeutisch zu arbeiten, ist es wichtig, dass bei den protokollierten Hochspannungssituationen ein kurzer Vermerk über den Auslöser notiert wird.

Die Diary-Card. Frau S. erhielt ferner mit der Diary-Card ein weiteres wichtiges Instrument zur Selbstbeobachtung sowie zur Differenzierung des eigenen Befindens. Das Ausfüllen der Diary-Card begann Frau S. bereits vom Aufnahmetag an. Die Diary-Card wird jeden Abend in einem kurzen Kontakt von ca. fünf Minuten mit der diensthabenden Pflegekraft besprochen sowie stets zu Beginn jeder Einzeltherapiestunde. In der Diary-Card schätzte Frau S. täglich das Ausmaß ihrer suizidalen Ideen, ihres Selbstschädigungsdrangs sowie weiteren Problemverhaltens ein. In ihrem Fall wurde beispielsweise zwischen Selbstverletzungen in Hochspannung und bei innerer Leere differenziert. Dabei galt die Vereinbarung, dass

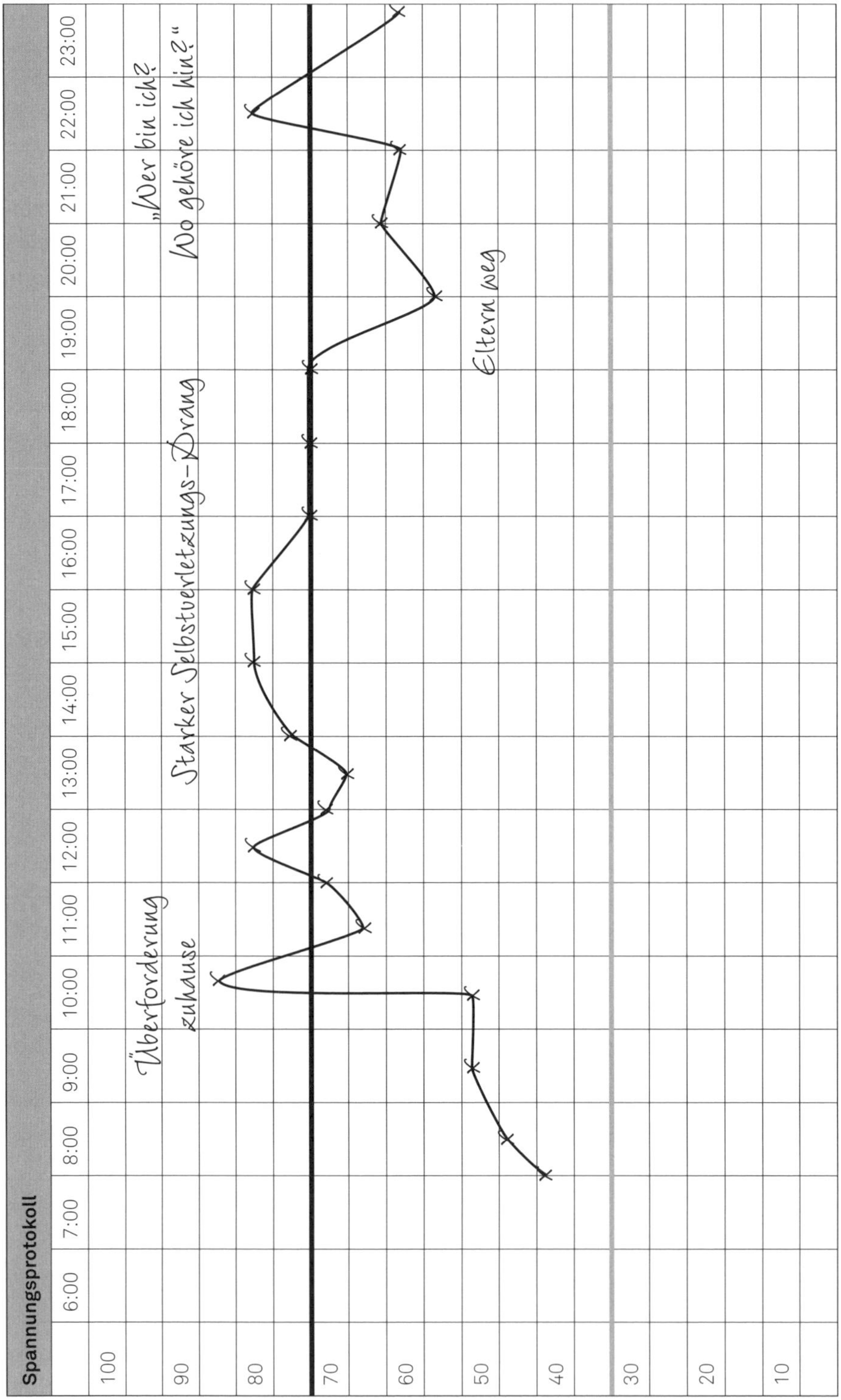

Abbildung 9: Ausgefülltes Spannungsprotokoll

sie bei einer Einschätzung von Stufe 4 (auf einer Skala von 0 bis 5) bei suizidalen Ideen umgehend Kontakt zum Pflegepersonal aufnehmen sollte, um eine Einschätzung der aktuellen Suizidalitätsausprägung vorzunehmen und um gemeinsam ein Vorgehen der engmaschigeren Begleitung bei der Skills-Anwendung zu besprechen. Außerdem sollte Frau S. umgehend Kontakt zum Pflegepersonal aufnehmen, wenn sie eine Selbstschädigung oder ein anderes Problemverhalten ausgeführt hatte. In diesem Fall wurde dann vom Personal eine Spannungseinschätzung abgefragt, im weiteren Verlauf das Verfassen einer Verhaltensanalyse über das dysfunktionale Verhalten erklärt und vereinbart, sobald die Spannung auf ein Niveau gesunken war, auf dem Frau S. wieder in der Lage war, geordnet und flexibel zu denken. Zur Stärkung der Differenzierung von Suizidalität und emotionaler Belastung schätzte Frau S. weitere Anfälligkeitsfaktoren für Spannungserleben und emotionale Belastung regelmäßig ein, in ihrem Fall das Erleben „innerer Not", das Vorhandensein eines prämenstruellen Spannungssyndroms und die Qualität des Nachtschlafes.

Die bisher eher problemfokussierte, insofern defizitorientierte Abfrage innerhalb der Diary-Card wird am Ende abgelöst durch Einschätzungen der Anwendung und des Nutzens der Skills, das bewusste Aufsuchen positiver Erlebnisse im Alltag, körperliche Aktivität sowie das Erleben von Freude und Einflussfaktoren auf emotionales Wohlbefinden wie die „Entscheidung für einen neuen Weg". Letztere stellt einen langfristigen Stresstoleranz-Skill dar, der einer Veränderungsbereitschaft entspricht. Bei der Besprechung der Diary-Card sollte vor allem auf die Erfolge eingegangen und diese verstärkt werden. Die Abbildung 10 zeigt eine von Frau S. bearbeitete Version der Diary-Card.

Die Verhaltensanalyse. Bereits im Aufnahmegespräch werden dysfunktionalen Verhaltensweisen exploriert und in ihrer Schwere und nach dem Ausmaß der potenziellen Therapiestörung hierarchisiert. Bei Frau S. lagen insofern folgende dysfunktionale Verhaltensweisen vor:

1. Suizidale Ideen und Handlungspläne,
2. Dissoziationen,
3. selbstverletzendes Verhalten in Hochspannung und bei innerer Leere,
4. Selbstabwertung, vor allem bei Einsamkeit,
5. mangelnde Selbstfürsorge in den Bereichen Essen, Trinken, Schlafen.

In den ersten drei Wochen der Behandlung bearbeitete Frau S. jeweils zu ihrer letzten suizidalen Krise und zu ihrer letzten Selbstverletzung Verhaltensanalysen, mithilfe derer labilisierende Bedingungen für das Auftreten des dysfunktionalen Verhaltens, konkrete situative Auslöser, deren innere Verarbeitung sowie die kurz- und langfristigen Konsequenzen herausgearbeitet wurden. Abbildung 11 zeigt eine Verhaltensanalyse von Frau S.

Frau S. konnte über die Verhaltensanalysen hinweg für sich herausarbeiten, dass Alkoholkonsum, mangelnder Schlaf und unregelmäßiges Schlafverhalten, zu

Diary-Card Name: ______ Woche: vom ______ bis ______

Tag	Suizidale Ideen⁺	Selbstverletzung		Innere Not/ Elend⁺	Spezielles Problemverhalten				PMS*	Menstru-ation	Schlaf	Entscheidung für neuen Weg	Positive Aktivitäten			Freude
		Drang	Handl.		Drang	Handl.	Drang	Handl.					Skills	Positive(s) Erlebnis(se)	Körperliche Aktivität	
	(0-5)	(0-5)	(j/n)	(0-5)	(0-5)	(j/n)	(0-5)	(j/n)	(j/n)	(j/n)	(0-5)	(0-5)	(0-7)		(0-7)	(0-5)
Mo	3	4	n	3	2	n			n	n	4	3	5	Freundin getroffen	3	2
Di	2	4	n	3	3	n			n	n	3	3	7	IKEA	3	2
Mi	0	1	n	0	2	n			n	n	5	4	6	Weihnachten	2	3
Do	0	1	n	1	1	n			n	n	4	4	5	Weihnachten	2	2
Fr	2	5	j	3	3	j			n	n	3	2	5	Überlebt	2	0
Sa	1	4	n	3	4	n			n	n	2	2	5	Besuch Thorsten	1	2
So	1	3	n	2	3	n			n	n	3	3	7	Thorsten	3	2

⁺ = Liegt der Wert bei 4 oder 5 bitte zeitnah beim Behandlerteam melden; * = Prämenstruelles Syndrom

Kodierung:

Suizidale Ideen:

0 = keine
1 = kaum
2 = mäßig
3 = drängend
4 = sehr drängend
5 = das Denken ist komplett auf suizidale Ideen eingeengt

Selbstverletzungsdrang:

0 = keine
1 = kaum
2 = mäßig
3 = starker Drang
4 = sehr starker Drang
5 = nicht kontrollierbar

Not/Elend/Entscheidung für neuen Weg/ Körperliche Aktivität/Freude:

0 = keine
1 = kaum
2 = etwas
3 = mittelmäßig
4 = groß
5 = sehr groß

Schlaf:

0 = gar nicht
1 = sehr schlecht
2 = schlecht
3 = mittelmäßig
4 = gut
5 = sehr gut

Skills:

0 = nicht daran gedacht und nicht angewandt
1 = daran gedacht, aber nicht angewandt, wollte nicht
2= daran gedacht, nicht angewandt, hätte aber gewollt
3 = habe es versucht, konnte sie aber nicht anwenden
4 = versucht, konnte sie anwenden, aber sie halfen nicht
5 = automatisch angewandt, aber sie halfen nicht
6 = versucht, konnte sie anwenden und sie halfen
7 = automatisch angewandt und sie haben geholfen

Abbildung 10: Ausgefüllte Diary-Card

Verhaltensanalyse – Kurzschema

Labilisierende Bedingungen	Auslöser	Innere Verarbeitung	Verhalten	Folgen: Kurzfristig	Folgen: Langfristig
• Einsamkeit • Umzug zurück zu Eltern • Führerscheinprüfung • Eltern und Partnerin waren zeitgleich im Urlaub • Schmerzhafte Gefühle • Allein sein • wenig Schlaf • Trennung	*situativ:* Wohnung musste geräumt werden innerhalb 2 Tagen.		*Problemverhalten:* Selbstverletzendes Verhalten	*situativ:* Versorgen der Wunde → Ritual	*situativ:* Hab mich fertig gemacht, Umzug organisiert, Sachen gepackt
	Gedanken: Ich fühle mich fremd, stelle mich in Frage, fühle mich allein	*Gedanken:* Wenn ich Hilfe brauche, werde ich allein gelassen. Ich bin nicht liebenswert, hab es nicht anders verdient	*Gedanken:* „Gleich geht es dir besser" wegen Erlösung	*Gedanken:* „Es geht mir besser; Druck ist weg → Leere verschwindet"	*Gedanken:* „Ich habe Versprechen ggü. anderen gebrochen" „Teil von mir"
	Gefühle: Einsamkeit, Leere, Taubheit	*Gefühle:* Gleichgültigkeit mir selbst ggü., „noch nicht mal Hass"	*Gefühle:* kommen langsam wieder	*Gefühle:* Euphorie, Zufriedenheit	*Gefühle:* Schuldgefühl ggü. anderen, stolz darauf, aus Situation herausgekommen zu sein
	Körperreaktionen: Leere Hülle, wie unter Wasser	*Körperreaktionen:* Druck im Bauch. Schwere Atmung		*Körperreaktionen:* Atmung normalisiert sich	*Körperreaktionen:* Aufgedreht sein, hibbelig, energiegeladen

Lösungsvorschläge ______________________

Abbildung 11: Ausgefüllte Verhaltensanalyse

wenig Nahrungs- und Flüssigkeitszufuhr, fehlende Tagesstrukturierung, räumliche Nähe zu den Eltern und soziale Isolierung erhebliche Anfälligkeitsfaktoren für dysfunktionales Verhalten darstellten. Situative, konkrete Auslöser lagen in Trennungen, Konflikten, Kritiksituationen und Überforderungen durch neue Aufgaben im Alltag begründet, die Frau S. im Sinne der Grundannahmen verarbeitete, „nichts wert" zu sein, stets „allein gelassen" zu werden und es „nicht anders verdient" zu haben. Selbstverletzendes Verhalten erlebte Frau S. dann in der Folge kurzfristig als massiv spannungslösend und erleichternd, oft nahezu euphorisch. Diesen Zustand verlängerte sie durch ein genussvolles Ritual der Verletzungsversorgung vor einem Spiegel, indem sie Kerzen anzündete, stimmungsvolle Musik auflegte und sich dafür vorher schminkte. Langfristig empfand sie zwar starke Schuldgefühle ihren Eltern und Freunden gegenüber, zu Beginn der Behandlung jedoch überwog das Erleben von Stolz, sich mit einer Selbstverletzung selbstständig aus der schweren Situation geholfen zu haben. Sie gab weiterhin an, dass ein derartiger Umgang mit Spannung und emotionaler Not ein Teil von ihr sei, der ihre Identität ausmache und sie sich frage, was von ihr übrigbliebe, wenn sie dies unterlassen würde. In der ersten Therapiestunde wurde also zunächst an dem Problembewusstsein und der Veränderungsbereitschaft hinsichtlich der Selbstverletzungen aus innerer Leere herausgearbeitet. Bei ständiger Validierung ihres Erlebens und seiner Berechtigung und Förderung einer ausbalancierten Beziehung konnte Frau S. zunehmend mithilfe kognitiver Strategien wie geleitetes Entdecken, Hinterfragen der Überzeugungen sowie klassischen Commitmentstrategien wie Pro- und Contra-Liste und „door-in-the-face" (zunächst mehr fordern, dadurch mehr bekommen, als die Patientin ursprünglich bereit war zu geben) das – aus ihrer Sicht – „Wagnis" eingehen, Selbstverletzungen als Lösungsstrategie bei innerer Leere durch Skills-Anwendung entgegenzuwirken.

Am Ende der ersten Phase der stationären DBT werden die Ergebnisse der Patienten gelobt und Therapieziele formuliert, die sich durch die Bearbeitung der Verhaltensanalysen und der Selbstbeobachtungsinstrumente ergeben haben. Frau S. formulierte für sich folgende übergeordneten Therapieziele:

1. Reduktion der Suizidalität.
2. Reduktion der Selbstverletzungen.
3. Abbau der Dissoziationen.
4. Aufbau einer funktionalen Emotionsregulation (vor allem Einsamkeit, Selbstverachtung).
5. Aufbau selbstfürsorglichen Verhaltens (Essen, Trinken, Schlaf).
6. Suchen einer Beschäftigung für die Zeit nach der stationären Therapie.
7. Suchen eines ambulanten Psychotherapieplatzes.

Das Ende der Phase 1 der stationären Therapie wird mit einer sogenannten „Zielvorstellung" vor dem Behandlungsteam begründet. Die meisten Patienten sind vorher etwas aufgeregt, hinterher oft sehr stolz auf das, was sie mit und dann vor dem Team geschafft haben. Frau S. stellte hier zunächst mithilfe einer Kurzversion der Verhaltensanalyse eine prototypische Situation vor, in der es zu dysfunktionalem Verhalten kam. Das Behandlungsteam darf anschließend klärende Verständnisfragen stellen. Danach stellte Frau S. ihre aus den Verhaltensanalysen ermittelten Therapieziele vor. Das Behandlungsteam hatte dabei die Aufgabe, Frau S. in ihren Bemühungen und ihren Zielen zu validieren, nach Unterstützungsmöglichkeiten zu fragen und ihr gleichzeitig auch weitere mögliche Entwicklungsschritte aufzuzeigen, sie also – in der Sprache der DBT – zu validieren und zu „pushen".

Phase 2 der stationären DBT

Nach der Zielvorstellung im Behandlungsteam begann für Frau S. die zweite Phase der stationären Therapie. Das Ausfüllen der Diary-Card und die Bearbeitung von Verhaltensanalysen bei aufgetretenem Problemverhalten werden über alle Phasen der Behandlung hinweg kontinuierlich fortgeführt. Nach zweiwöchiger Anwendung des Spannungsprotokolls gelang es Frau S., ihre Spannung gut einzuschätzen, sodass die Anwendung dieses Selbstbeobachtungsinstruments nicht weiter nötig erschien. In Phase 2 arbeitete Frau S. an der Automatisierung der Skills-Anwendung im Hochspannungsbereich sowie bei innerer Leere. Dabei war es wichtig, die Patientin dahingehend zu motivieren, stets den Notfallkoffer bei sich zu tragen. Jede Therapiestunde beginnt daher auch mit der Frage, ob der Notfallkoffer mitgebracht wurde. In therapeutischen Einzelgesprächen wird zu Beginn außerdem eine Agenda aufgestellt, die sich aus Auffälligkeiten in der Diary-Card ergibt sowie aus Problemen, die die Patientin in einer Skills-Gruppe hat, beispielsweise Verständnisschwierigkeiten bei der Vermittlung bestimmter Skills. Im weiteren Verlauf wurden dann anhand der individuellen Probleme Frau S. weitere Skills vermittelt, die ab einer Spannung von 65 und weniger zum Einsatz kommen konnten.

Wenn eine hohe Anspannung durch Stresstoleranz-Skills reduziert werden konnte, besteht ein häufiger Fehler darin, mit den Skills und der Selbstbeobachtung aufzuhören, obwohl die eigentliche Arbeit an den eigenen Gefühlen erst beginnt. Recht rasch wurde daher ein Skill aus dem Modul „Umgang mit Gefühlen" eingeführt, (das sogenannte *Vein-Aha*), mit dem Frau S. an ihrer Gefühlswahrnehmung, -erkennung und -regulation arbeiten konnte. Gefühlsregulation bedeutete, zunächst einzuschätzen, wie intensiv ein Gefühl war und ob „vernünftiges Handeln" noch möglich war. Ferner ging es um die Einschätzung, ob das ermittelte Gefühl zur erlebten Situation gehört („Tagesschau"), also angemessen ist, oder aber, ob es ein biografisch begründetes, intensives Gefühl darstellt („Heimatfilm"), welches augenscheinlich nicht zur Situation passt und daher abgeschwächt werden sollte. Dieser Skill kam immer dann zum Einsatz, wenn Frau S. beispielsweise einen Hochspannungszustand oder einen Zustand innerer Leere erlebte, erfolgreich Stresstoleranz-Skills eingesetzt hatte oder aber, wenn sie in zwischenmenschlichen Situationen ein intensives, für sie nicht näher zu bezeichnendes Gefühl wahrnahm. Stellte Frau S. fest, dass ihr Gefühl zur Situation passte und auch in seiner Intensität handhabbar war, konnten hilfreiche Problemlösestrategien erarbeitet werden. Dabei konnte es darum gehen, konstruktiv Kritik zu äußern oder eine Bitte auszuschlagen, also Skills aus dem Modul „zwischenmenschliche Fertigkeiten" anzuwenden.

Ein weiterer wichtiger Skill zur Erreichung o.g. Ziele stellte für Frau S. „ABC GESUND"[11] dar, um die emotionale Verwundbarkeit zu reduzieren und die Selbstfürsorge zu verbessern. Dabei lagen die Schwerpunkte für Frau S. besonders darin, für ausreichendes Essen, Trinken und Schlafen zu sorgen. Unterstützend erhielt sie dazu ein Trinkprotokoll, um eine Trinkmenge von mindestens zwei Litern zu erreichen. Außerdem stellte der Skill „Chaos durch Planung vorbeugen" aus dem Bereich „ABC GESUND" ein wichtiges Instrument dar, um Überforderungen im Alltag durch neue Herausforderungen zu minimieren. Zu Beginn setzte Frau S. diesen Skill bei der Planung der Wochenenden außerhalb der Station ein. Das *Sammeln angenehmer Aktivitäten* zur Prävention von sozialer Isolation kam ebenfalls eine wichtige Bedeutung zu, wobei hier wichtig erschien, Frau S. dahingehend zu coachen, sich Aktivitäten zu suchen, die auch außerhalb des stationären Settings anwendbar blieben. Dabei lag das Ziel darin, spannungsfreie, angenehme Zustände möglichst zu verlängern und hervorzurufen. Dem Modul „Achtsamkeit" kam neben dem entsprechenden Skills-Gruppen-Angebot eine übergreifende Bedeutung zu, da generell Achtsamkeit entscheidend für die Selbstwahrnehmung und die folgende Selbstregulation ist. In alltäglichen Kontakten mit dem Personal wurde Frau S. angehalten, ihre Spannung einzuschätzen, Bedürfnisse und Wünsche zu äußern. Frau S. wandte oftmals zur Förderung der Introspektion und Bedürfniserkennung den „InSEL-Skill"[12] an, in dem es ebenfalls darum geht, die Selbstwahrnehmung zu fördern und die Selbstfürsorge zu steigern.

Entlassung: Phase 3 der stationären DBT

Der Schwerpunkt in der dritten Phase der stationären DBT liegt in der Entlassungsvorbereitung. Dabei konzentrierte sich Frau S. zum einen auf einen Transfer der erlernten Skills ins häusliche Umfeld. Da Frau S. vor der Behandlung aus

11 „ABC GESUND" ist ein Skill, der die wichtigsten Dinge für eine kontinuierliche Selbstfürsorge vereint: A = Angenehme Erlebnisse sammeln; B = Bauen von Verantwortung; C = Chaos durch Planung vorbeugen; G = Gymnastik (regelmäßige Bewegung); E = Essen (ausgewogene Ernährung); S = Schlaf (ausreichend, nicht zu viel); Un = Untersuchungen (regelmäßig Vorsorge beim Arzt); D = Drogenfrei leben (siehe Bohus & Wolf-Arehult, 2013).

12 „InSEL-Skill" ist ein Skill zur Verbesserung der Selbstwahrnehmung: In = Innehalten und wahrnehmen, wie es einem gerade geht; S = Selbstvalidierung des momentanen Befindens; E = Experimentieren, was das Befinden verbessern könnte; L = Lösung finden, um das Befinden zu verbessern (siehe Bohus & Wolf-Arehult, 2013).

dem Schwesternwohnheim der Einrichtung, in der sie ihr Freiwilliges Soziales Jahr absolviert hatte, zurück zu ihren Eltern gezogen war, erschien es ihr wichtig, mit den Eltern in einem Angehörigengespräch über die Erkrankung und über den Umgang mit Hochspannungszuständen zu sprechen. Dazu gehörte auch die Vermittlung des theoretischen Rationals der Skills-Anwendung. Von ihren Eltern wünschte Frau S. sich mehr Autonomie und Unterstützung dahingehend, zunehmend selbstständiger zu werden. Noch während der stationären Behandlung bewarb sich Frau S. erfolgreich in einem Supermarkt für einen 400-Euro-Job und sicherte sich somit zum einen eine tagesstrukturierende Maßnahme, eine finanzielle Verbesserung einhergehend mit weniger Abhängigkeit von den Eltern sowie zum anderen eine Quelle zukünftiger Selbstwertsteigerung durch Übernahme von Verantwortung. Frau S. plante ferner die Beanspruchung einer Berufsberatung für die Zeit nach der stationären Therapie.

Aufgrund der erheblichen Schwierigkeiten, einen ambulanten Therapieplatz zu bekommen, empfiehlt sich, die Kontaktaufnahme zu ambulanten Therapeuten möglichst frühzeitig zu beginnen – bestenfalls schon während der Phase 2. Frau S. konnte tatsächlich noch während der stationären Therapie ein ambulantes Erstgespräch bei einer niedergelassenen DBT-Therapeutin vereinbaren und sich für die ambulante Skills-Gruppe in der psychiatrischen Institutsambulanz der Vitos Klinik anmelden.

Zum Ende wurden die während der stationären Therapie erreichten Ziele gewürdigt. Sowohl im therapeutischen und bezugspflegerischen Einzelgesprächen als auch in passenden alltäglichen Situationen wurde Frau S. für konstruktives Verhalten stets positiv verstärkt. Bilanzierend ergab sich, dass Frau S. sich ab der zweiten Phase nicht mehr selbstverletzt hatte und somit über einen hilfreichen Notfallkoffer verfügte. Das suizidale Erleben nahm kontinuierlich ab, was für eine Zunahme an Selbstwirksamkeitserleben in schwierigen Situationen spricht. Durch regelmäßiges Essen und Trinken sowie erfolgter Schlafhygiene dissoziierte Frau S. deutlich weniger. Erste Fortschritte und eine verbesserte Selbstkenntnis war überdies auf dem Gebiet der Gefühlswahrnehmung, -erkennung und -regulation zu verzeichnen. Frau S. gelang es zumindest im stationären Setting, ein aufkommendes Gefühl der Selbstverachtung abzuschwächen – eine wichtige Voraussetzung zur Reduktion von Selbstverletzungsdrang. Das Wahrnehmen und Erkennen verschiedener Gefühle wie Einsamkeit, Schuld und Scham gelang ebenfalls. Die Auseinandersetzung mit Gefühlen insgesamt kam einer wiederkehrenden Gefühlskonfrontation gleich, bei der Frau S. sich eine deutlich zunehmende emotionale Belastbarkeit erarbeitete und die Frustrationstoleranz bei Auseinandersetzung mit Gefühlen und schwierigen Situationen erhöhte. Erwähnenswert und ermutigend an dieser Stelle ist außerdem die Tatsache, dass Frau S. während der gesamten stationären Therapie nicht medikamentös behandelt wurde, was ebenfalls das Selbstwirksamkeitserleben deutlich anhob.

Frau S. stellt eine Patientin mit BPS dar, die trotz erheblicher beeinträchtigender Symptomatik und Selbstverletzungen ein Commitment für eine DBT-Behandlung aufbauen und diese dann auch durchhalten und davon profitieren können.

In Kapitel 7.2 folgt die Darstellung einer Patientin, die ohne die Augmentierung eines DBT-Programms durch einen weiteren Behandlungspfad keine Chance gehabt hätte, eine störungsspezifische Psychotherapie aufzunehmen und durchzuhalten.

7.2 Fallbeispiel: Frau K. – Akut- und Regelbehandlung

Abbildung 12 zeigt den Ablauf der Akut- und Regelbehandlung am Beispiel von Frau K.

Falldarstellung

Die 25-jährige Frau K. wurde unserer psychiatrischen Klinik nach einer schweren, chirurgisch zu versorgenden Selbstverletzung an beiden Armen über die Notaufnahme zugewiesen. Noch drei Tage zuvor hatte sie sich in einer neunwöchigen

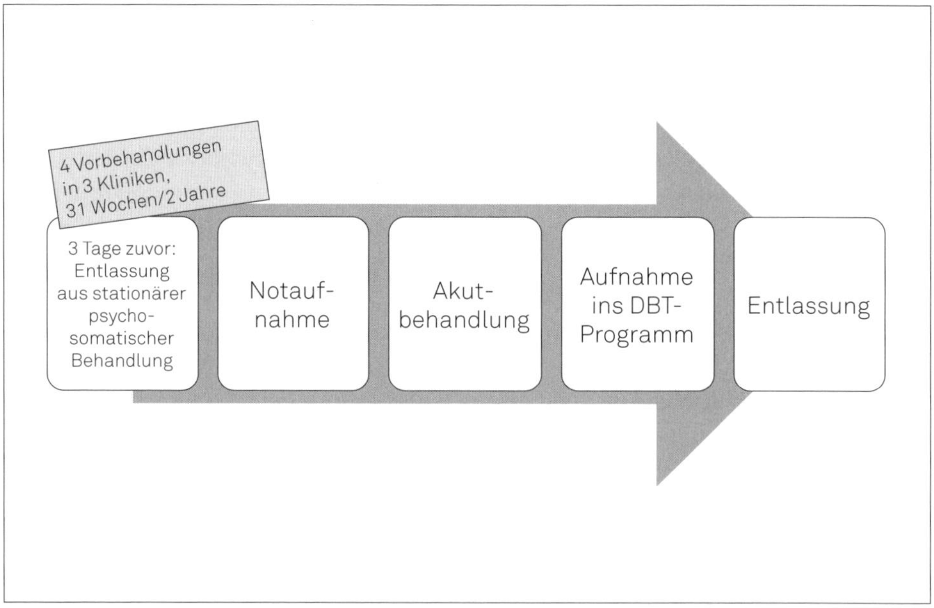

Abbildung 12: Ablauf der Akut- und Regelbehandlung am Beispiel von Frau K.

stationären psychosomatischen Behandlung befunden. Davor war sie in einer anderen psychiatrischen Klinik behandelt worden, insgesamt war sie in den letzten zwei Jahren insgesamt 31 Wochen in drei Kliniken zu vier Behandlungen stationär gewesen (vgl. Abbildung 12). Seit der Jugend habe sie mehrere ambulante Therapien bei niedergelassenen Therapeuten gemacht, u.a. eine tiefenpsychologisch orientierte und eine verhaltenstherapeutische, die sie alle nach einiger Zeit abgebrochen hatte.

Während der Aufnahme fiel es ihr schwer, zu antworten. Sie kauerte im Sessel, nahm kaum Blickkontakt auf, drängte eher aus dem Kontakt und wirkte gequält. Ihre Gesamtsituation war kaum zu explorieren, da sie bei Fragen der aufnehmenden Therapeutin rasch in starke sichtbare Anspannung geriet. Frau K. wurde polypharmazeutisch mit *Sertralin, Risperidon, Pregabalin, Quetiapin, Chlorprothixen, Lorazepam, Zopiclon und Carbamazepin* behandelt. Im Laufe der ersten Woche bot sich ein symptomatisches Gesamtbild an raschen Wechseln von Hochspannung und innerer Leere, beides einhergehend mit schweren Selbstverletzungen. In Hochspannung dissoziierte Frau K. im Sinne einer Derealisation. Geringste Anforderungen, beispielsweise eine Kontaktaufnahme zum stationsinternen Sozialdienst, führten bereits zu einem massiven Überforderungserleben und zu katastrophisierenden Kognitionen. Im stationären Alltag wurde ihr großes Bedürfnis nach Bedarfsmedikation deutlich, um sich aus starker emotionaler Belastung „herauszuhelfen". Weiterhin auffällig erschien der enge Kontakt zur Mutter, mit der sie über Stunden und mehrmals am Tag telefonierte. Ihre Mutter beruhigte sie am Telefon und gab ihr das Gefühl, nicht allein zu sein. Frau K. klagte über permanente Suizidgedanken, insbesondere ab dem späten Nachmittag erlebte sie diese drängender. Um möglichst wenig spüren zu müssen, schlief Frau K. ab 18 Uhr bis in die frühen Morgenstunden bis ca. 3 Uhr und schlief auch noch einmal ab mittags zwei bis drei Stunden lang. Frau K. gab an, während der letzten Behandlung ihre „innere Struktur" verloren zu haben. Sie fühle sich nur noch „unfähig, gestört und selbstaufgelöst". Sie könne kaum etwas Beständiges über sich aussagen. Sie habe weder berufliche, soziale noch private Ziele, „vegetiere" vor sich hin und kämpfe gegen permanente Suizidgedanken und Selbstverletzungen. Vordiagnostisch aus der Vorbehandlung bekannt waren neben der emotional-instabilen Persönlichkeitsstörung vom Borderline-Typ des Weiteren eine rezidivierende depressive Störung mit mittelgradigen und schweren Episoden, eine generalisierte Angststörung sowie eine Temporallappenepilepsie mit einfach fokalen Anfällen. Ungefähr zwei Jahre vor Aufnahme sei es zu einer Verschlechterung der Epilepsie gekommen mit ca. 20 bis 30 Anfällen am Tag, die bis zu 30 Sekunden mit Bewusstseinseinschränkung anhielten und auch anfangs mehrmals in einem Einzelgespräch auftraten.

Im Laufe der ersten Wochen während der Behandlung kam es zu über 30 schweren, chirurgisch zu versorgenden Selbstverletzungen an den Armen. Frau K. geriet rasch in Hochspannung und erlebte intensive Gefühle der Angst, der Schuld und Selbstverachtung, dann wieder tiefe innere Leere. Nahezu jeden Abend beklagte sie drängende Suizidgedanken. Dabei konnte sie oftmals nur für kurze Zeitspannen die Verantwortung für sich übernehmen und engmaschige Betreuungen waren erforderlich. Sie sah sich ihren Zuständen hilflos ausgeliefert, fühlte sich unfähig, etwas dagegen zu unternehmen. Sie nahm sehr häufig – neben den zusätzlichen stundenlangen Telefonaten mit ihrer Mutter – Kontakt zum Personal auf, um sich bezüglich bestimmter katastrophisierender Sorgen rückzuversichern, um nicht allein zu sein oder um stellenweise vehement um Bedarfsmedikation zu bitten. Sie vermied es, die Station für Beurlaubungen zu verlassen und ihr WG-Zimmer aufzusuchen, da sie befürchtete, das Alleinsein nicht aushalten zu können und sich deswegen umzubringen.

Frau K. war das jüngste von drei Geschwistern. Die Ehe ihrer Eltern sei ihrer Erinnerung nach schon immer eine Zweckgemeinschaft gewesen, es gebe sehr viele unausgesprochene Spannungen, was die familiäre Atmosphäre sehr belastete. Ihrer Mutter, die die fehlende Nähe zum Vater oftmals beklagte, habe sie stets sehr nah gestanden. Es gebe kaum Grenzen zwischen ihnen, ihre Mutter habe auch nie streng sein können. Sie selbst empfinde die Beziehung zur Mutter „symbiotisch", manchmal sei es ihr zu viel, aber mit mehr Distanz halte sie es auch kaum aus. Ihren Vater beschrieb Frau K. „gefühlstaub und unnahbar". Er habe kein Verständnis für sie und ihre Probleme. Im Kindergarten und in der Grundschule habe sie große Probleme gehabt. Sie sei sowohl von den Kindern als auch den Erzieherinnen wegen ihrer Sprachprobleme, einer Legasthenie und aufgrund ihres wilden Temperaments ausgegrenzt und benachteiligt worden. Als Jugendliche habe sie eine bulimische Phase gehabt. Sie habe dann auch die Schule vor Erreichen des Abiturs abgebrochen. Im Anschluss an die Schule habe sie hintereinander eine Ausbildung zur Erzieherin und zur Ergotherapeutin absolviert. Dies sei eine schlimme Zeit gewesen. Sie habe permanent Ängste gehabt, es nicht zu schaffen, habe sich oft bei ihren Anleiterinnen rückversichert und beruhigen lassen. Die Anleiterinnen seien wie „zweite Mütter" gewesen, ohne die sie die Ausbildungen nicht geschafft hätte. Sie sei während der Ausbildungen sehr oft krank gewesen. In ihrer ersten Anstellung habe man ihr im Krankenstatus gekündigt. Dies sei ungefähr ein Jahr vor der aktuellen Aufnahme gewesen.

Notaufnahme und erste Phase in der Akutbehandlung

Frau K. stellte das Behandlungsteam durch ihre häufigen schweren Selbstverletzungen, die drängenden Suizidgedanken und ihre subjektiv erlebte Unfähigkeit, für sich selbst Verantwortung zu übernehmen, zunächst vor eine große Herausforderung. Wenn sie sich nicht ins Bett zurückzog, stand sie vor dem Stationszimmer und sprach Mitarbeiter an, bat um Hilfe oder Bedarfsmedikation, weil sie „es nicht aushalten" könnte.

Selbstbeobachtung. Eine erste Intervention lag in der Förderung der Selbstwahrnehmung der Patientin, die zu Beginn keine Unterschiede im Befinden bzw. Tagesschwankungen wahrnahm. Deswegen erhielt Frau K. Spannungsprotokolle, in denen sie stündlich jeden Tag ihr Spannungserleben einschätzte. Des Weiteren kam ein Wochenprotokoll zum Einsatz, in dem sich Frau K. hinsichtlich verschiedener Bereiche selbst beobachtete. Dazu gehörten die Parameter Essen und Trinken, Schlafqualität, Aktivität, Körperhygiene und das Aufsuchen potenziell freudiger Ereignisse. Um Frau K. zur Selbstbeobachtung zu motivieren, brauchte es immer wieder kurze Kontakte zur Herstellung eines Commitments im Sinne eines Hinarbeitens auf eine Selbstständigkeit.

Kontingenzmanagement. Wegen der erheblichen Hilfslosigkeits- und Abhängigkeitsappelle der Patientin sowie ihrer drastischen Reaktionen bei Nichtbeachtung oder geringster Frustration begannen wir unser Kontingenzmanagement damit, jedes zielführende Verhalten von Frau K. konsequent, nachdrücklich und unmittelbar positiv zu verstärken sowie jedes weniger hilfreiche oder dysfunktionale Verhalten möglichst zu ignorieren, um funktionales Verhalten seitens Frau K. aufzubauen. Bei schweren Selbstverletzungen oder drängender Suizidalität konnte das Verhalten der Patientin jedoch nicht ignoriert werden, sodass stattdessen die Reaktionen auf das Verhalten für die Patientin eher knapp waren. Dazu zählte beispielsweise, während des dann notwendigen Kontaktes und der Wundversorgung kurz angebunden zu sein, sowie in diesem Fall beispielsweise eine ausschließliche Fokussierung auf das selbstverletzende Verhalten in den Einzel- und Bezugsgesprächen. Dies wurde der Patientin im Rahmen wiederkehrender Psychoedukationen gut erklärt, um das Erleben einer „Strafaktion“ zu vermeiden. Außerdem findet ein solches Kontingenzmanagement immer auf der Basis von sehr wertschätzendem Verhalten statt und vor dem Hintergrund einer Haltung, dass man seine eigenen Angehörigen auch so behandelt sehen wollen würde.

Die Verführung von Therapeuten und Pflegemitarbeitern, entweder bei dysfunktionalem Verhalten der Patientin „entlastende Gespräche“ zu führen, um akute Anspannung durch geduldiges aufmerksames Zuhören zu lindern (was kurzfristig funktionieren kann, das Verhalten massiv verstärkt und den Eindruck verfestigt, bei einer emotionalen Krise *sofort* ein entlastendes Gespräch[13] zu brauchen oder aber in ungeduldige Zurückweisung zu verfallen (und damit die Hochanspannung und Abgelehntheitsgefühle zu verstärken), war extrem hoch, zumal sie auch in Zeiten hoher Arbeitsbelastung des Teams massiv Hilfe einfordern oder Suizidgedanken berichten konnte. Daher wurden diese Kontakte im Sinne von „Krise = Chance“ immer wieder genutzt, nach einer kurzen Validierung der inneren Not gleichzeitig auf einer Einschätzung und Regulation von Hochspannung/Anspannung zu bestehen um im nächsten Schritt den konkreten Auslöser zu verstehen und dann

13 Ein „entlastendes Gespräch“ gibt es „eigentlich“ nur in stationärer Behandlung, und eigentlich nur in der Psychiatrie. Ergebnis ist eine noch stärkere Hospitalisierungstendenz.

mit diesem angemessener selbst umzugehen und die Eigenständigkeit der Patientin zu fördern: „Was brauchen Sie noch von mir, Ihre verbliebenen Anspannung selber zu regulieren?“

Da die klassische Ausbildung in der Psychiatrie immer und in jedem Patientenkontakt beschützend und verständnisvoll zu reagieren, entgegen dem benötigten Kontingenzmanagement bei dysfunktionalem Verhalten wie Selbstverletzung bei der BPS steht, war es hier besonders wichtig, auch die Teammitglieder die nicht am direkten therapeutischen Geschehen beteiligt sind, wie z. B. den pflegerischen Nachtdienst sowie DBT-fremde Ärzte im Bereitschaftsdienst, verstärkt einzubeziehen.

Einen Angelpunkt stellte das Einfordern von Bedarfsmedikation und Erörtern von Medikamentenwirkungen dar. Wenn Medikamente noch nicht oder nicht genug „wirkten“, konnte Frau K. anfangs oft kleinsten Anforderungen subjektiv nicht nachkommen, sich nicht um ihre Spannungsprotokolle oder Selbstfürsorge kümmern, forderte dann mehr Medikation – und darüber mehr Kontakt. Es galt, eine dialektische Balance herzustellen zwischen Vermeidung von Eigengefährdung und Vermeidung von Hospitalisierung und Verantwortungsabgabe. Verhandlungen um Medikamente und Bedarfsmedikation, die von der Patientin hochfrequent und intensiv eingefordert wurden, stellten insofern eine Herausforderung wie auch gute Gelegenheit dar, auf der dialektischen Wippe zwischen Sichern, Verstehen und Haltgeben versus Förderung von selbstständiger Regulation innerer Anspannung durch Skills, mit Cheerleading von anfangs kleinsten Zeiteinheiten, die die Patientin ohne medikamentöse Zusatzsedierung verbringen konnte, auszubalancieren und so voranzukommen. Das war in unserer Wahrnehmung das Hauptagens, das ihr half, von anfangs winzigen zu immer größeren Zeiten von Selbstständigkeit und Selbstfürsorge zu kommen und immer größere Anteile ihrer Selbstregulation durch den – eigenständigen – Einsatz von achtsamer Wahrnehmung und Skills statt – von außen eingeforderten – Medikamenten zu übernehmen. So konnte sie nach und nach auf immer mehr Medikamente verzichten.

Frau K. entwickelte im Laufe dieser Behandlungsphase eine für sie sehr wichtige Beziehung zu ihrer Bezugspflegekraft. Diese wirkte gleichsam als weiterer „sozialer Verstärker“, was in ihrem Fall gut dazu beitrug, Frau K. dazu zu bewegen, ihre Angst zu überwinden und neue Erfahrungen zu machen. Mit persönlich formulierten Verstärkungen schien Frau K. gut erreichbar zu sein („Ich bin echt beeindruckt, wie Sie es schon die ganze Woche während meines Spätdienstes schaffen, sich abzulenken“). Eine der Hauptaufgaben des ganzen Teams in der Anfangszeit der Patientin war Cheerleading für Experimente oder Fortschritte in etwas Eigenregulation und Selbstständigkeit. Dabei war es sehr wichtig, alle an der Behandlung beteiligten Personen in die Strategie einzubinden. Sobald Frau K. bei starkem Selbstverletzungsdrang, bei drängenden Suizidgedanken und Bedarfsmedikationswünschen Kontakt zum Personal aufnahm, wurden die Kontakte dagegen kurz und rein zielorientiert gehalten. An dem Fall von Frau K. zeigte sich, wie wichtig ein einheitliches Teamverhalten bei sehr instabilen Patienten ist. Es wurde auf eine Exploration, was mögliche Auslöser der momentanen emotionalen Krise betrifft, verzichtet, um das dysfunktionale Verhalten auch hierdurch nicht positivsozial zu verstärken. Stattdessen wurden Frau K. im Sinne einer Shaping-Strategie zu Beginn Stresstoleranz-Skills zur ca. zehnminütigen Anwendung vorgegeben, anschließend sollte ein neuer Kontakt (verstärkend, zugewandt) erfolgen, in dem die Spannung abgefragt und gegebenenfalls weitere Strategien vorgegeben wurden. Auf diese Weise diente der „soziale Kontakt" bzw. die Beziehung als Verstärker für die Skills-Anwendung. Im weiteren Verlauf verlängerten sich die Intervalle und die Selbstständigkeit bei der Skills-Anwendung, wodurch das Selbstwirksamkeitserleben der Patientin anstieg, sodass auch Beurlaubungen in die eigene Wohnung möglich wurden. Darauf aufbauend war es auch oftmals für Frau K. hilfreich, sie an bereits erzielte Erfolge zu erinnern, wenn sie sich erneut überfordert sah. Eine weitere wichtige Strategie, um Frau K. weiter zu motivieren, mehr funktionales Verhalten zu zeigen und auszuprobieren, war die Validierung ihres Erlebens, sich hilflos zu fühlen und sich über unvorstellbare Maße anstrengen zu müssen. Dabei war es bedeutsam, mitfühlend und authentisch zu sein und die Äußerungen mit einer stimmigen Gestik und Mimik zu begleiten. Entscheidend für den Erfolg von Frau K. erschien, dass sich alle Teammitglieder an die „dialektische Choreografie" von Verstehen und Halten versus Kontingenzmanagement hielten. In unserer Wahrnehmung spielte dies in den vielen und vielfältigen kleinen Kontakte zwischen „Tür und Angel", von der Patientin auf dem Gang angesprochen werden, bei den Besprechungen ihrer Protokolle und der Bezugspflege, in den multiplen initialen Krisenkontakten eine große und entscheidende Rolle – zumal es in Pfad „Akut" keine therapeutischen Einzelgespräche gab, deren Bedeutung in den späteren Phasen dann mehr in den Vordergrund kam. Weiterhin war es von großer Bedeutung, in den Teamsitzungen die vielen Kontakte immer wieder zusammenzutragen und die eigene Haltung auszubalancieren, da die Patientin mit ihrem erheblichen Selbstverletzungspotenzial und ihrer massiven Hilflosigkeit ab und an starke Emotionen bei Teammitgliedern hervorrufen konnte. Hier halfen ein Hüter der Dialektik und der Zeit (damit das Verhalten auch in den Sitzungen nicht allzu viel mehr Raum bekam als das anderer Patienten) und die DBT-Grundannahmen (vgl. Kapitel 5.1.1 und Kapitel 6.8).

Zweite Phase der Akutbehandlung – „Psychotherapiefähig machen"

Frau K. nahm an einer „Skills-Gruppe light" teil, die im Behandlungspfad „Akut" für die akut aufgenommenen Patienten angeboten wird. Diese umfasst vier Sitzungen, in denen Skills aus den Modulen Stresstoleranz und Achtsamkeit vermittelt werden (vgl. auch Tabelle 10).

Wie im Kapitel 6 beschrieben, bekommen die „Akut- und Regelpatienten" durch die räumliche Nähe zu den „DBT-Patienten" den Umfang der DBT-Behandlung mit. Dazu gehört das umfangreiche Gruppenangebot, längere Einzel- und Bezugspflegegespräche, störungsspezifische Unterlagen, der Umgang mit der Diary-Card und den Verhaltensanalysen. Dabei hat sich die Strategie bewährt, bei den Akut- und Regelpatienten mit diesen Interventionen zu „geizen", sie also nicht anzubieten, sondern diese für eine DBT-Behandlung in Aussicht zu stellen, die den Patientinnen während der Krisenintervention empfohlen wird. Damit wird die Absicht verfolgt, das Behandlungscommitment und die Motivation der Patientinnen zu erhöhen, sich für eine störungsspezifische Behandlung zu entscheiden. Bei der hohen sozialen Aufmerksamkeit von Frau K. dauerte es auch bei ihr nicht lange, bis sie anfing, sich danach zu erkundigen und die Gründe für diese zunächst „ungerecht" erscheinende Verteilung zu erfragen. Neben der Erklärung der Voraussetzung für eine solche DBT-Behandlung, die auch von ihrer Seite nötig sein würden, wurde Frau K. empfohlen, sich mit der BPS und der DBT auseinanderzusetzen, indem sie den direkten Kontakt zu den DBT-Patienten für einen Austausch aufsuchte und den „Ratgeber Borderline-Störung" (Bohus & Reicherzer, 2012) las. Sie berichtete in diesem Kontext zunehmend über Modelllernen am Beispiel der DBT-Patientinnen, indem sie einige Fortschritte, beispielsweise eine zunehmende Bereitschaft, bei Hochspannung Skills anzuwenden, auch auf der Grundlage von Erfahrungsberichten der „Fortgeschrittenen" erzielt hätte.

In dieser Behandlungsphase von Frau K. besaß die Arbeit mit dem Sozialdienst einen hohen Stellenwert. Dabei wurde im Sinne der Selbstwirksamkeitsförderung der Leitgedanke verfolgt, „so wenig wie möglich, so viel wie nötig". Frau K. selbst traute sich extrem wenig zu. Sie sah sich darin überfordert, einer geringfügigen Beschäftigung nachzugehen, allein zu leben sowie notwendige administrative Aufgaben des sozialen Lebens zu bewerkstelligen, und wünschte bestenfalls eine „Rundumbetreuung". Im Laufe der Behandlung war sie jedoch immer leichter zu motivieren, sich immer mehr zu trauen, sodass aus den „Verhandlungen" mit dem ebenfalls DBT-trainierten Sozialdienst resultierte, dass Frau K. in eine eigene Wohnung zog, jedoch zur Unterstützung betreutes Wohnen mit einer Stunde pro Woche beantragt wurde. In einem gemeinsamen Gespräch mit der zukünftigen Betreuerin, Frau K. und der Einzeltherapeutin wurde der Betreuungsauftrag und die erforderliche Grundhaltung spezifiziert, Frau K. nicht etwa Aufgaben abzunehmen, sondern sie in der selbstständigen Bewältigung zu unterstützen. Ferner wurde eine gesetzliche Betreuung für den alleinigen Aufgabenkreis der Ämtergänge beantragt und ein Kontakt zu einer Tagesstätte als vorübergehende Tagesstrukturierung hergestellt.

Ergebnis der Akutbehandlung

Zum Ende der Akutbehandlung traten drängende Suizidgedanken und massiver Selbstverletzungsdrang deutlich seltener auf. Frau K. verfügte in so einem Fall über einen Notfallplan, der Stresstoleranz-Skills und Coaching-Kontakte beinhaltete. Ihre Kommunikationsfähigkeit bzw. interaktionelle Belastbarkeit wurden intensiver und sie schaffte es über einen ausreichend langen Zeitraum, therapeutisch zu arbeiten. Ihr waren einige Auslöser für Hochspannungszustände und drängende Suizidalität bewusst geworden, sodass sie sich durch gute Planung stressvermeidend verhalten konnte. In Bezug auf die Beziehung zu ihrer Mutter gelang es ihr besser als zum Zeitpunkt der Aufnahme, die Spannung zwischen den Autonomiewünschen einerseits und den Bindungswünschen andererseits auszuhalten und diese metaperspektivisch zu betrachten, anstatt sich in intensives Erleben der Selbstauflösung zu begeben. Tägliche Telefonate fanden weiterhin statt, jedoch kürzer und niedrig frequenter. Frau K. gelang es während der Behandlung, durch eine gestiegene Selbstwirksamkeit auch toleranter für das „Alleinsein“ zu werden. Dies hatte auch einen Effekt auf einen therapiekompatibleren Schlaf-Wach-Rhythmus. Des Weiteren wurde die Medikation mit Benzodiazepinen durch die Skills-Anwendung sukzessive obsolet. Schließlich sank – als Nebeneffekt – die Frequenz der fokalen Anfälle auf 10 bis 20 Anfälle pro Tag. Als ein Hauptergebnis kann sicher auch das Commitment für eine stationäre DBT-Behandlung gesehen werden, und zwar „aus einer Hand“ wie auch ihre Akutbehandlung stattfand, also mit dem gleichen Team, das ihr in ihrer Krisenzeit Halt geboten hatte. Es ist davon auszugehen, dass die Verbesserung der Symptomatik und die reibungslose Entlassung vor allem wegen der Perspektive auf die Anschlussbehandlung so vonstattenging.

Aufnahme ins DBT-Programm

Zur Vorbereitung einer stationären DBT-Behandlung wurde zunächst standardmäßig mit Frau K. vereinbart, eine ausreichende Pause von 12 Wochen zwischen der aktuellen und der störungsspezifischen Behandlung verstreichen zu lassen. Etwa nach sechs Wochen wurde ein ambulantes Vorgespräch vereinbart, um die Indikation zur DBT-Behandlung erneut zu überprüfen. Es wurden Zielvereinbarungen bis zur Wiederaufnahme getroffen. Dazu gehörte, dass Frau K. weiterhin keine Benzodiazepine einnimmt, sich sowohl ambulant-psychiatrisch als auch neurologisch weiterbehandeln lässt und sich darüber hinaus um einen ambulanten Psychotherapieplatz bei einer Verhaltenstherapeutin bemüht. Außerdem nahm sie sich vor, eine bereits während der Akutbehandlung erarbeitete Tagesstruktur mit festen Terminen zu verfolgen.

Entlassung und heutiger Stand

Frau K. konnte sich an alle Vereinbarungen halten und absolvierte die 12-wöchige stationäre DBT, wie sie grundlegend im Kapitel 7.1 (vgl. Fallbeispiel Frau S.) sowie im Kapitel 6 beschrieben ist. Sie befand sich in ambulanter Psychotherapie mit Spezialisierung auf DBT und besuchte im ersten Jahr begleitend die ambulante Skills-Gruppe der psychiatrischen Institutsambulanz der Vitos Klinik. Sie geriet nicht mehr in suizidale Krisen und verletzte sich zuletzt zu Beginn der ambulanten Psychotherapie. Die Medikation konnte auf Sertralin und Pregabalin reduziert werden, des Weiteren war Frau K. zum Zeitpunkt der Erstellung der Kasuistik anfallsfrei und im Begriff, ihren Führerschein wiederzubekommen. Sie lebte allein in ihrer Wohnung und arbeitete ehrenamtlich im Café der Tagesstätte.

8 DBT-Supervision stationär und typische stationäre Supervisionsanliegen

Hans Gunia

Es gibt ganz unterschiedliche DBT-Supervisionsformate, abhängig von dem Setting, in dem der Patient oder die Supervisanden sich befinden. Im Folgenden wird Supervision für Patienten in Kriseninterventionen und in geplanten DBT-Behandlungen beschrieben sowie Besonderheiten der verschiedenen Supervisionskontexte (z.B. Ausbildungssupervision im Rahmen der DBT-Zertifizierung, DBT-Teamtag). In allen Supervisionen gilt der Bezug zu den DBT-Grundannahmen, die bereits in Kapitel 5 erwähnt und hier noch einmal um die Perspektive des Supervisors ergänzt wurden. Sowohl im Stations- als auch Supervisionskontext ist eine Besinnung auf die Grundhaltung und, wenn notwendig, deren Aktualisierung wichtig (vgl. Tabelle 12).

Tabelle 12: DBT-Grundannahme und Perspektive des Supervisors

DBT-Grundannahmen	Allgemein	Supervisor
Patienten geben sich wirklich Mühe, das Beste aus ihrer Situation zu machen.	Auch wenn diese harte Arbeit keine messbaren Erfolge bringt und die Bemühungen nicht sichtbar sind.	Das bedeutet, dass wir auch extrem dysfunktionales Verhalten als Versuche der Patienten verstehen, in einer „aversiven" Umwelt zu überleben. Patienten wissen sich oft nicht anders zu helfen.
Patienten wollen sich ändern.	Sonst wären sie höchstwahrscheinlich nicht in Therapie und suchten Hilfe, gleichzeitig gibt es Faktoren, die der Veränderungsmotivation im Weg stehen können (Scham, Verhaltensdefizite o.Ä.).	Diese Grundannahme wird häufig sehr kontrovers diskutiert. Aber würden sich Borderline-Patienten in Behandlung begeben, wenn sie sich nicht verändern wollten? Vielleicht wollen sie nicht das, was wir von ihnen möchten, vielleicht auch nicht so schnell? Vielleicht wollen sie mitentscheiden? Vielleicht ist eine Behandlungsumgebung, die nicht freiwillig aufgesucht wurde (im Falle einer Einweisung), suboptimal.

Tabelle 12: Fortsetzung

DBT-Grundannahmen	Allgemein	Supervisor
Patienten müssen noch mehr Anstrengung und Motivation an den Tag legen, um sich zu ändern, als andere.	Kein Wiederspruch zu den ersten beiden Annahmen, es geht um Steigerung der Motivation und der Effizienz der Anstrengungen nach Analyse der Faktoren, die dem gerade noch im Weg stehen.	Mit dieser Grundannahme ist gemeint, dass Borderline-Patienten einen harten Job haben. Wenn man bedenkt, wie schwer es uns fällt, Gewohnheiten zu verändern, z.B. anzufangen, Sport zu treiben, abzunehmen oder auf Alkohol zu verzichten, so kann man erahnen, wie schwer es sein muss, Gewohnheiten zu verändern, wenn eine ganze Lebensgeschichte dagegensteht, wenn schwere Traumata erlebt wurden usw.
Patienten haben nicht alle ihre Schwierigkeiten selbst herbeigeführt, gleichzeitig müssen sie sie selbst lösen.	Therapeut kann Hilfestellung geben, Verhalten und Umwelt muss Patient selbst ändern, auch in Krisensituationen.	Patienten mit einer Borderline-Persönlichkeitsstörung lösen bei ihren Behandlern oft Mitleid aus. Behandler sind darüber hinaus manchmal versucht, die Probleme stellvertretend für die Patienten zu lösen. DBT-Behandler lassen die Verantwortung demgegenüber bei den Patienten, versuchen, diese zu unterstützen, die Probleme selbst zu lösen. Handelte man anders, würde der Patient nie lernen, seine Probleme selbst zu lösen, wäre immer auf fremde Hilfe angewiesen. Zudem zeigt die Erfahrung, dass es mit der Zeit immer schwieriger wird, die Verantwortung wieder an die Patienten abzugeben. Es bedeutet allerdings nicht, dass man den Patienten langfristig nicht bei Bedarf zur Verfügung stehen würde. Der DBT-Therapeut begreift sich dabei aber eher als Coach und nicht als Problemlöser.
Das Leben eines suizidalen Borderline-Patienten ist in dieser Form unerträglich.	Die geäußerten Beschwerden über den momentanen Zustand sind berech-	Viele Borderline-Patienten leben in einer Dauerkrise, fühlen sich abgelehnt, verletzen sich selbst, haben schwere Traumata erlitten,

Tabelle 12: Fortsetzung

DBT-Grundannahmen	Allgemein	Supervisor
	tigt, daher ernstzunehmen und daher die einzige Lösung, das Leben zu verändern, aufzuzeigen.	sehen den Tod oft als einzigen Ausweg.
Patienten müssen in allen relevanten Lebensbereichen neue Verhaltensweisen lernen.	Lernen von alternativen Bewältigungsstrategien für alle emotionalen Lagen, am besten im eigenen Umfeld.	Aufgrund der emotionalen Vulnerabilität und einer möglicherweise invalidierenden Umgebung gibt es viel zu tun.
Patienten können in der Therapie nicht versagen.	Ursachen für Abbruch der Therapie, fehlende Fortschritte oder Verschlechterungen des Zustands liegen am Therapeuten, der Therapie oder beidem.	Nimmt man die Evaluationsstudien ernst, so können wir etwa der Hälfte der Patienten im Sinne einer Symptomreduktion weiterhelfen. Der anderen Hälfte geht es zwar nicht schlechter, aber auch nicht besser. Wir sollten also eine mangelnde Symptomreduktion nicht den Patienten, sondern dem Verfahren anlasten und das Verfahren weiter verbessern.
Therapeuten von Borderline-Patienten brauchen Unterstützung.	Die Arbeit mit Borderline-Patienten ist schwierig, Supervision ist daher wichtig.	Für Therapeuten sind vor allem Therapieabbrüche und Suizidalität von Patienten mit großem Stress und Belastung verbunden. Marsha Linehan hat DBT unter anderem deshalb als Teamtherapie entwickelt. Sie hält es für unerlässlich, DBT im Team anzubieten. DBT-Therapeuten, die mit Borderline-Patienten arbeiten, treffen sich deshalb regelmäßig in sogenannten Konsultationsteams oder Intervisionsgruppen, nicht nur, um bezüglich DBT adhärent zu bleiben, sondern auch, um sich gegenseitig zu entlasten und einem Burnout vorzubeugen.

8.1 Zwei Arten von Patienten

In der Supervision ist es wichtig, zu unterscheiden, ob ein Patient in einem DBT-Kontext behandelt wird oder nicht. Die DBT-Grundhaltung ist dabei natürlich gleich bis vielleicht auf die Ausnahme, dass bei Patienten, die unfreiwillig, z.B. durch eine Einweisung, in die Behandlung kommen, wir nicht unbedingt davon ausgehen können, dass diese sich in diesem spezifischen Kontext auch verändern wollen. Patienten, die sich gegen ihren Willen, d.h. unfreiwillig verändern sollen, reagieren nicht selten reaktant. Bei beiden skizzierten Arten von Patientengruppen gelten unterschiedliche Regeln.

Behandlung als Krisenintervention

Kommen Patienten unfreiwillig zur Krisenintervention auf die Station, ist darauf zu achten, um Hospitalisierung zu vermeiden, das Entlassungsdatum möglichst schon zum Aufnahmezeitpunkt festzulegen. Die stationäre Krisenintervention sollte ein bis zwei Wochen nicht überschreiten. Patienten, die kein Commitment für DBT haben, werden während der Krisenintervention üblicherweise nicht mit DBT behandelt, füllen keine Diary-Cards aus, fertigen keine Verhaltensanalysen an, gehen nicht in die Skills-Gruppe. Das Behandlungsteam macht das nicht, weil es diesen Patienten effektive Behandlungen vorenthalten möchte, sondern weil das Team bei diesen Patienten nicht durch eine zu schnelle „Verschreibung von Skills“ Reaktanz auslösen will und damit effektive Werkzeuge stumpf gemacht werden könnten. Nicht selten berichten Patienten, denen DBT-Strategien mehr oder weniger aufgezwungen wurden, in einem nachfolgenden Therapieversuch, dass DBT oder Skills ihnen nicht helfen würden. Außerdem ist DBT grundsätzlich freiwillig und sollte Patienten entsprechend angeboten werden.

Bei Patienten allgemein und insbesondere bei Patienten in der Krise ist natürlich die Unterscheidung zwischen akuter und latenter Suizidalität wichtig. Denn da viele Patienten in einer Art Dauerkrise leben, ist es schwierig, einen Zeitpunkt zu erwischen, zu dem sie latent und nicht akut suizidal sind. Akut suizidal können sie nicht entlassen werden, wohl aber, wenn sie latent suizidal sind und eine psychiatrisch/psychotherapeutische Nachversorgung haben. Die Zeit der Krisenintervention kann aber zum Motivationsaufbau für eine störungsspezifische ambulante oder stationäre Behandlung genutzt werden, wie in den vorherigen Kapiteln beschrieben.

Im Folgenden werden die verschiedenen supervisorischen Aufgaben in diesem Kontext, nämlich die DBT-Grundhaltung im Team zu etablieren bzw. zu stabilisieren, dysfunktionale Grundannahmen der Behandler aufzuspüren und zu verändern, dem Team dabei zu helfen, sowohl dem Helfersyndrom entgegengesetzt zu handeln als auch die Verantwortung bei den Patienten zu lassen, detailliert dargestellt.

Etablieren der Grundhaltung. Um die Grundhaltung der DBT zu implementieren und zu restabilisieren, kann es hilfreich sein, die einzelnen Punkte der Grundhaltung in der Supervision ausführlich durchzusprechen, zu diskutieren und ein Commitment vom Team für diese Grundhaltung zu erlangen. Manche Teams hängen die Grundhaltungen an prominente, gut sichtbare Orte, um sie so immer gut im Blick zu haben.

Erkennen und Modifikation typischer dysfunktionale Grundannahmen von Behandlern. Die Kognition „Wir können die Patienten erst entlassen, wenn sie gesund sind" können wir dadurch entkräften, dass viele Borderline-Patienten in einer Art Dauerkrise leben, wir sie somit nie entlassen könnten. Zudem können wir, obwohl DBT ein sehr effizientes Verfahren ist, nur etwa 50 % der Patienten helfen.

Die Kognition „Dem geht es im Moment so schlecht, den können wir nicht alleine lassen" lässt sich dadurch entkräften, dass nicht die Dauer der Behandlung hilft, sondern das Anwenden von Skills. Hier ist die Grundannahme, dass die Patienten ihr Leid nicht selbst verursacht haben, aber die Einzigen sind, die ihre Probleme lösen können, hilfreich. Auch der Vergleich mit einem Medikament, das man absetzt, wenn es die Symptome nicht reduziert, kann an dieser Stelle hilfreich sein. Natürlich kann es in seltenen Fällen notwendig sein, wenn ein Patient etwa akut suizidal oder schwerst parasuizidal ist, ihn länger stationär zu behandeln. Diese Fälle sollten aber gut im Team diskutiert werden.

Die Kognition „Die braucht doch noch …" entspringt einem paternalistischem Behandlungsmodell, nämlich der Idee, dass die Behandler besser als die Patienten wissen, was gut für sie ist. Das paternalistische Behandlungsmodell ist an sich „nicht validierend". DBT-Therapeuten fühlen sich demgegenüber einem partnerschaftlichen Modell verpflichtet, in dem der Patient mitentscheidet.

Entgegengesetzt dem Helfersyndrom handeln. Teammitglieder sind oft in einer ähnlichen Situation wie Angehörige, nämlich mitansehen zu müssen, dass es Patienten schlecht geht, ohne helfen zu können. Teammitglieder können lernen, ihrem Helfersyndrom entgegengesetzt zu handeln und radikal zu akzeptieren, dass effiziente Hilfe im Moment aus verschiedenen Gründen nicht möglich ist. Anwendbare Skills sind radikale Akzeptanz und/oder dem Gefühl entgegengesetzt zu handeln. Der Preis für Nichtakzeptanz wäre ein erhöhtes Burnout-Risiko. An der Stelle ist es hilfreich, zur Vermittlung und Erreichen einer Akzeptanz die Stewardessen-Metapher zu erzählen. Flugbegleiter eines Fluges fordern die Erwachsenen dazu auf, sich im Falle eines Absturzes die Sauerstoffmaske zuerst aufzusetzen und dann erst den Kindern, nicht weil Kinder weniger wichtig wären, sondern weil nur Gesunde effektiv helfen können.

Allgemein müssen Teammitglieder an ihrer Gelassenheit arbeiten, um effizient helfen zu können. Meine Erfahrung ist, dass dysfunktionale Kognitionen recht veränderungsresistent sein können und deshalb häufiger Diskussion bedürfen.

Kurze Kriseninterventionen vermindern zudem sowohl die Gefahr der Hospitalisierung bei Patienten als auch die Burnout-Gefahr bei Teammitgliedern. Supervisorische Aufgabe ist es demnach, die Teammitglieder bei diesem kognitiven Prozess zu unterstützen und anzuleiten, dem Helfersyndrom entgegengesetzt zu handeln.

Die Verantwortung bei den Patienten lassen. Behandler übernehmen oft zu schnell die Verantwortung für „ihre" Borderline-Patienten und arbeiten eigenhändig, statt dem Patienten zu helfen, ihre Probleme selbst zu lösen. Diese Verantwortungsübernahme ist oft begleitet von Kognitionen wie „Ich muss doch helfen ...", „Die muss doch ...", „Ich kann sie doch nicht ..." usw. und führt nicht selten nicht nur zu einer Hospitalisierung der Patienten, sondern auch zu einem erhöhten Burnout-Risiko auf Seiten der Behandler. Zudem ist es invalidierend, da den Patienten wenig zugetraut wird. DBT-geschulte Therapeuten nehmen demgegenüber die Borderline-Patienten als gleichwertige Partner wahr, verhandeln mit den Patienten. Manchmal ist es sogar sinnvoll, die Hürde für den Einstieg in die Behandlung ein wenig höher zu legen, nicht, um schwierige Patienten abzulehnen, sondern aus der Erfahrung heraus, dass Patienten, die sich ein wenig „strecken müssen", seltener abbrechen und eine höhere Therapiemotivation entwickeln.

Supervisorische Aufgabe ist es demnach, den Teammitgliedern zu helfen, zu verstehen, dass eine zu schnelle Verantwortungsübernahme auf Seite der Patienten zu Hospitalisierung und auf Seite der Therapeuten zu Burnout führen kann. Der Supervisor hilft den Teammitgliedern, auszuhalten, dass es den Patienten vorübergehend schlecht geht. Hilfreich ist oft auch, wenn der Supervisor den Blick des Teams erweitert und darauf hinweist, dass die Patienten die letzten Jahre auch ohne stationäre psychiatrische Hilfe gelebt (überlebt) haben.

Patienten in geplanter stationärer DBT-Behandlung

In diesem Kontext kommt der Patient geplant in ein stationäres DBT-Setting, das im optimalen Fall vom Dachverband DBT zertifiziert ist. Eine zertifizierte DBT-Einheit hat mindestens zwei zertifizierte Pflegekräfte, zwei zertifizierte DBT-Therapeuten, einen Durchlauf von 25 Patienten pro Jahr und sechs Behandlungsplätze, regelmäßige Patientenkontakte, regelmäßig stattfindende Skills-Gruppen, ein schriftliches Konzept, das Patienten zur Einsichtnahme vorliegt, und ein Aufnahmeprozedere, das Psychoedukation, Diagnostik und eine Vorstellung im Team beinhaltet. Aufgabe des Supervisors in diesem Kontext ist, die Teams bei der Implementierung von DBT und bei der Behandlung mit DBT zu unterstützen und zu begleiten.

Typische Fragen bzgl. der Behandlung der Patienten sind:
- Erfüllt Patient X die Kriterien für eine Borderline-Persönlichkeitsstörung?

- Sind wir als Team noch DBT-adhärent?
- War die Commitmentphase ausreichend?
- Warum wurde der Patient nicht im Team vorgestellt?
- Ist der Patient für eine DBT-Behandlung geeignet?
- Wurde effizient mit Verstärkern (Kontingenzmanagement) gearbeitet?
- Wurde „aus Versehen" dysfunktionales Verhalten verstärkt?

Der Supervisor hilft dem Team, diese Anliegen im Sinne eines Problemlöseansatzes selbst zu lösen. Bei Bedarf gibt er DBT-Input, wenn sich z. B. die Symptomatik während der stationären DBT-Behandlung nicht verbessert oder sich sogar verschlechtert. Dies ist oft ein Hinweis darauf, dass das Kontingenzmanagement nicht stimmt, d. h. dass Patienten möglicherweise für dysfunktionales Verhalten belohnt werden. Hier geht der Supervisor zusammen mit dem Team auf die Suche nach Verstärkern, die dysfunktionales Verhalten aufrechterhalten.

Typische supervisorische Anliegen bzgl. Hilfe oder „Nachhilfe" in der DBT-Ausbildung sind Nachschulungen und Verfeinerungen spezifischer DBT-Strategien, wie z. B.: Validerungsstrategien, Kettenanalysen, Commitmentstrategien, dialektische Strategien, Vorstellung von Patienten im Team, Arbeiten mit der Wippe usw.

Typische Fragen bzgl. struktureller Themen sind: Wie organisiert man eine Skills-Gruppe, wer sollte die Skills-Gruppe leiten, wie sollte die Skills-Gruppe inhaltlich strukturiert sein, wie organisiert man die Werbung für eine DBT-Einheit, wie kann man sich mit wem vernetzen, welche Gruppen braucht es noch, wie viele Patienten sollten mindestens bzw. höchstens in einer Skills-Gruppe sein, welchen Personalbedarf braucht es usw.

Die Art des supervisorischen Settings im Rahmen einer DBT-Station. Der Supervisor wird vom Team für eine bestimmte Zeit engagiert und kommt in der Regel einmal im Monat. Die Supervision erfolgt auf Augenhöhe. Die Vorschläge des Supervisors sind Vorschläge und keine Anweisungen. Wünschenswert ist, dass der Supervisor zertifizierter DBT-Supervisor ist. Anders als in anderen Supervisionen erfolgt die Auswahl der Themen hier nach der DBT-Hierarchie. Zunächst werden Patienten besprochen, die lebensgefährdendes und therapieschädigendes Verhalten zeigen. Dann werden dringende Fragen der Supervisanden besprochen. Darüber hinaus bringt der Supervisor hier sein Fachwissen und seine Erfahrung stärker mit ein und bewertet auch die DBT-Adhärenz der Behandlung. Wenn immer möglich, versucht er zusammen mit dem Team anstehende Fragen nach einem Problemlöseansatz zu lösen. Es nehmen alle Teammitglieder teil. Die Teilnahme des Oberarztes ist erwünscht.

Eine Sonderform der Supervision ist der DBT-Teamtag. Ist eine Station durch den Dachverband DBT zertifiziert, benötigt sie einen jährlichen Teamtag, zu dem ein DBT-Supervisor eingeladen wird. Der DBT-Teamtag umfasst in der Regel acht Supervisionseinheiten. Das Team bereitet den Teamtag inhaltlich vor und schickt die Supervisionsanliegen vor dem Supervisionstag an den Supervisor. Für jeden Supervisionstag wird ein Protokoll angefertigt, in dem die Teilnehmer und die Anzahl der zertifizierten Mitarbeiter notiert sind. Nach der Achtsamkeitsübung zu Beginn wird besprochen, was aus den Beschlüssen des letzten Supervisionstages geworden ist und ob es neue Infos gibt. Dann werden die Punkte in folgender Reihenfolge besprochen (Dachverband DBT, 2020):

- Der Supervisor fragt, ob es fallbezogenen Supervisionsbedarf gibt, z. B. Klienten, bei welchen lebensbedrohliches Verhalten (Suizidalität, Suizidankündigungen etc.) oder/und schweres selbstverletzendes Verhalten oder/und therapiestörendes Verhalten (Nichterscheinen bei Skills-Gruppe etc.) aufgetreten ist.
- Der Supervisor fragt, ob es bei einem Therapeuten dringende Anfragen um Hilfe gibt.
- Der Supervisor fragt, ob es teambezogenen Supervisionsbedarf gibt, z. B. Therapeuten, bei welchen teamstörendes Verhalten (Teambeschlüsse werden nicht umgesetzt etc.) oder/und nicht adhärentes Verhalten (nicht Einhalten der DBT-Hierarchie etc.) oder/und bewertendes, nicht achtsames Verhalten oder/und Symptome von Burnout und Probleme mit den eigenen Grenzen aufgetreten sind.
- Der Supervisor fragt, ob es strukturbezogenen Supervisionsbedarf gibt, z. B. hinsichtlich:
  - Wird die DBT-Station vom Haus getragen? Gibt es Kooperationen mit anderen Stationen und Kliniken?
  - Wo/wie findet Krisenintervention statt?
  - Wo/wann findet Diagnostik statt? (Zugangskriterien)
  - Gibt es eine Vorbereitungsphase/Warteliste?
  - Ist die Behandlungsdauer festgelegt?
  - Sind Behandlungsphasen inhaltlich/zeitlich definiert?
  - Regelmäßig stattfindendes Team/Prozedere im Team (z. B. Achtsamkeitsübung, Hüter der Dialektik/der Zeit, Schriftführer, Konsultationsteam Checkliste, sind Teambeschlüsse verbindlich etc.)
  - Gibt es Einzeltherapie, Bezugspflege, Skills-Gruppe, Basisgruppe, Bezugsgruppe; ggf. DBT-Körpertherapie, DBT-Ergotherapie, Sozialarbeiter?
  - Gibt es Patientenvorstellungen im Team/Prozedere?
  - Gibt es klar definierte Aufgaben der jeweiligen Berufsgruppen?
  - Gibt es ein Prozedere mit nicht absprachefähigen Patienten?
  - Gibt es ein Prozedere bei Therapievertragsverletzungen (z. B. Selbstverletzendes Verhalten)?
  - Gibt es ein Prozedere für Verhaltensanalysen/Kettenanalysen?
  - Gibt es ein Prozedere für Diary-Card, Behandlungswochenprotokoll, Arbeitsblätter?
  - Gibt es ein Prozedere für Kontingenzmanagement?
  - Besteht die Integration von Praxis der Achtsamkeit in das Team?
  - Wird das Thema Arbeit/soziale Beziehungen ausreichend berücksichtigt? Arbeitserprobung?

- Entlassplanung.
- Nachsorge/ambulantes Netzwerk.
- Intervallbehandlung/Prozedere.
- Sonstiges.

Die Supervision erfolgt durch einen zertifizierten DBT-Supervisor. An diesem Tag können inhaltliche Probleme in der Behandlung besprochen werden, der Supervisor achtet aber auch darauf, dass die DBT-Struktur eingehalten wird und unterstützt bei strukturellen Fragen. Der Supervisor hat nicht nur eine wohlwollende, coachende Aufgabe, sondern prüft auch die DBT-Adhärenz und die Einhaltung der DBT-Strukturen des Settings.

Neben der monatlichen Supervision des Teams und dem DBT-Teamtag soll im Folgenden noch auf die Besonderheiten der Ausbildungssupervision eingegangen werden:

Ausbildungssupervision. Zur Erlangung der Anerkennung als DBT-Therapeut benötigen approbierte Ärzte und Psychologen (im KJP-Bereich auch Sozialpädagogen) einen supervidierten ambulanten Fall, der regelmäßig von einem zertifizierten DBT-Supervisor supervidiert wird. Notwendig sind 23 Einzelsupervisionen, wovon mindestens acht Sitzungen als Videosupervision erfolgen. 15 dieser 23 Sitzungen können als Gruppensupervisionen stattfinden, wobei acht Gruppensitzungen als zweieinhalb Einzelsitzungen gerechnet werden. Zusätzlich müssen Ärzte, Psychologen und im KJP-Bereich auch Sozialpädagogen die Leitung einer Skills-Gruppe über mindestens sechs Monate nachweisen und per Video dokumentieren. Der Supervisor schaut sich mindestens vier Videoausschnitte an und gibt den Supervisanden eine schriftliche Rückmeldung. Die Supervision der Einzeltherapien erfolgt in der Regel über das DBT-Supervisionsportal „Pfeffermind", zu der die Supervisanden vom Supervisor eingeladen werden. Die Supervision über Pfeffermind hat den Vorteil, dass der Supervisor direkt Kommentare in das Video eingeben kann. Der Supervisand kann dann von Kommentar zu Kommentar springen und muss sich nicht das ganze Band anschauen. Nach der Adhärenz-Prüfung durch einen externen Rater (Supervisanden schicken hierzu ein Band, in dem sie DBT-adhärente Therapie dokumentieren können, an den Rater). Nach einem positiven Rating und nach einer positiven Rückmeldung des Supervisors, in der er die Anmeldung zur Prüfung empfiehlt, können sich die Supervisanden für eine halbstündige Prüfung anmelden. Der in der Prüfung besprochene Fall darf nicht der supervidierte Fall sein.

Alle anderen in der Psychiatrie tätigen Berufsgruppen (Pflegekräfte, Sozialarbeiter, Sozialpädagogen, Ergotherapeuten, Erzieher usw.) benötigen für den Erhalt des Zertifikats „DBT für Sozial- und Pflegeberufe" sechs Bänder, die supervidiert werden. Die Inhalte dieser Bänder sollen den ganzen DBT-Bereich abdecken (z. B. Skills-Training, Erklären des biosozialen Modells, Erstellen des Notfallkoffers, Commitmentgespräch, Krisengespräch usw.). Nachdem der Supervisor die Anmeldung zur Prüfung empfohlen hat, können sich die Supervisanden für eine halbstündige Prüfung anmelden.

Manche Kliniken organisieren die DBT-Gruppensupervision selbst und engagieren hierzu einen anerkannten DBT-Supervisor, der in diesen Kliniken dann Tagesworkshops anbietet.

Die Supervision erfolgt durch einen zertifizierten DBT-Supervisor. DBT ist nicht die einzige mögliche Therapieform in der Behandlung von Borderline-Störungen, aber die, die hier erlernt werden soll. Der Supervisor achtet deshalb darauf, dass der Supervisand die DBT-Struktur verinnerlicht und anwendet, ausgewogen Validierungs- und Veränderungsstrategien anwendet, dialektische Strategien in die Behandlung integriert, auf Gefühlsäußerungen der Patienten in der Sitzung achtet usw. Da der Supervisor zum Schluss der Supervision außerdem eine Empfehlung zur Zulassung zur Prüfung abgibt, hat er nicht nur eine wohlwollende coachende Aufgabe, sondern prüft auch die DBT-Adhärenz und die Eignung des Supervisanden.

Neben der Supervision gibt es auf einer DBT-Station auch noch ein Konsultationsteam, was als eine Art Intervision angesehen werden kann:

Konsultationsteam. Die DBT ist als Teamverfahren konzipiert. Das heißt, der Patient gehört nicht einem Behandler, sondern dem Team. Das ganze Team ist also für einen Patienten verantwortlich. Dazu treffen sich die Teammitglieder einmal wöchentlich, um auf Augenhöhe über die Patienten zu sprechen. Diese Sitzungen sind ohne externen Supervisor nach bestimmten Regeln organisiert, die Auswahl der Themen erfolgt nach der DBT-Hierarchie, die Beschlussfassung erfolgt einvernehmlich. Wie auch bei der Supervision nehmen alle Teammitglieder teil und auch hier ist die Teilnahme des Oberarztes erwünscht. Zunächst werden der Leiter des Konsultationsteams, der Hüter der Zeit, der Hüter der Dialektik und der Protokollant bestimmt. Dann leitet ein Teilnehmer eine kurze Achtsamkeitsübung an. Die aufgezählten Punkte werden in folgender Reihenfolge besprochen (Stiglmayr & Gunia, 2017, S.103 ff.):

- Der Teamleiter leitet eine kurze Achtsamkeitsübung an.
- Der Teamleiter verliest die Notizen der vergangenen Woche.
- Der Teamleiter fragt, ob es wichtige Mitteilungen/Neuigkeiten gibt.
- Der Teamleiter fragt, ob jemand Klienten hat, bei welchen
  - lebensbedrohliches Verhalten (Suizidalität, Suizidankündigungen, etc.) oder/und
  - schweres selbstverletzendes Verhalten oder/und
  - therapiestörendes Verhalten (Nichterscheinen bei Skills-Gruppe, etc.) aufgetreten ist.
- Der Teamleiter fragt, ob es wirksames Verhalten von Klienten oder Therapeuten gibt.
- Der Teamleiter fragt, ob es bei einem Therapeuten dringende Anfragen um Hilfe gibt.

- Der Teamleiter fragt, ob bei einem Therapeuten
  - teamstörendes Verhalten (Teambeschlüsse wurden nicht umgesetzt, etc.) oder/und
  - nicht adhärentes Verhalten (Nicht Einhalten der DBT-Hierarchie, etc.) oder/und
  - nicht wissen, was als nächstes zu tun ist oder/und
  - bewertendes, nicht achtsames Verhalten oder/und
  - Symptome von Burnout und Probleme mit den eigenen Grenzen aufgetreten ist.
- Sonstiges.

Es müssen also nicht zwingend alle Patienten besprochen werden, sondern nur die, für die ein Besprechungsbedarf besteht. Konsultationsteams erhöhen die DBT-Adhärenz. Bei Bedarf, wenn ein Patient z.B. therapiegefährdendes Verhalten zeigt und/oder keine Therapiefortschritte macht oder bei anderen schwerwiegenden Problemen, kann ein Patient ins Konsultationsteam eingeladen werden. Der Patient hat dabei die Aufgabe, das Team davon zu überzeugen, dass eine Weiterbehandlung sinnvoll ist. Dieses Prozedere hat sich bei einer Vielzahl von Problemen als sehr effiziente Strategie erwiesen. Zu Beginn einer stationären DBT-Behandlung ist es obligatorisch, dass sich der Patient mit einer Verhaltensanalyse seines letzten Suizidversuchs und/oder seines letzten Therapieabbruchs im Team vorstellt. Der Patient bereitet die Vorstellung im Team zusammen mit seinem Bezugstherapeuten vor. Das Team hat die Möglichkeit, dem Beginn der Behandlung zuzustimmen, die Bearbeitung der Verhaltensanalyse noch einmal an Patient und Therapeut zurückzugeben, den Patient für das Programm nicht zuzulassen oder Auflagen, wie zum Beispiel eine Verlängerung der Commitmentphase, vorzuschlagen.

In der Vorbereitung der Konsultationsteamsitzungen wird darauf geachtet, dass sich während der Teamsitzung sowohl wohlwollende, als auch kritische Stimmen die Waage halten.

8.2 Besondere Situationen im Rahmen der Supervision

Spaltung bzw. Arbeiten im Team

Viele Teammitglieder haben Angst vor sog. „Spaltung“ und meinen damit, dass Patienten versuchen, Kollegen gegeneinander auszuspielen. Supervisorisch wichtig ist, darauf hinzuweisen, dass wir selbst ja auch nicht alle Kollegen gleich gerne mögen, dass wir unterschiedlich streng, unterschiedlich ängstlich, unterschiedlich attraktiv usw. sind. DBT-Haltung ist, dass Spaltung eher eine Eigenschaft des Teams als eine Eigenschaft von Patienten ist. Innerhalb der DBT erleben wir die Unterschiedlichkeit im Team eher als Bereicherung denn als Störung. Mit einer unterschiedlichen Strenge, Ängstlichkeit usw. können wir Patienten umfassender wahrnehmen und ihnen gerechter werden.

Zwar sollten sich Teams gewissermaßen auf ein „gemeinsames Betriebssystem", z. B. DBT, einigen; innerhalb dieses Betriebssystems dürfen sie dann unterschiedlich sein. Betriebssystem steht hier als Metapher für eine bestimmte Therapierichtung. Aus meiner Sicht sollten sich Teams auf eine therapeutische Richtung einigen.

Aufgabe von Supervision ist es, die Angst vor der Unterschiedlichkeit zu nehmen und mitzuhelfen eine dialektische Grundhaltung zu implementieren. Wichtige dialektische Grundprinzipien sind z. B.:

- Es gibt keine absoluten Wahrheiten.
- Verschiedene Wahrheiten können nebeneinander bestehen.
- Es geht nicht um richtig oder falsch.
- Einen Mittelweg finden usw.

Teamarbeit bedeutet auch, dass alle Teammitglieder für alle Patienten verantwortlich sind. Manchmal kann es notwendig sein, wenn sich ein Teammitglied in einem Konflikt mit einer Patientin befindet, zurückzutreten und ein anderes Teammitglied machen zu lassen. Das bedeutet nicht Kapitulation, sondern effizientes Arbeiten und Burnout-Prophylaxe. Aufgabe von Supervision ist es, diese Dynamik zu verdeutlichen.

Das Team hat kein Commitment für DBT

Nicht selten gibt es in einem Team Kollegen, die entweder eine vollständige DBT-Ausbildung gemacht oder zumindest fortgeschrittene DBT-Erfahrung haben. Und nicht selten hört man von diesen Kollegen die Klage: „Hier kann man ja keine DBT machen." Dieses Argument ist nur zum Teil richtig. Sicherlich kann man in einem Team, das kein Commitment zur DBT hat, oder mit Patienten, die kein Commitment zur Behandlung mit DBT haben, keine formale DBT machen, heißt: man kann vielleicht nicht mit Diary-Cards arbeiten, keine Verhaltensanalysen anfertigen lassen usw. Was aber immer geht, ist:

- die DBT-Grundhaltung haben,
- die DBT-Commitmentstrategien anwenden,
- validieren,
- in der Art von Kettenanalysen nachfragen,
- Kontingenzmanagement betreiben,
- auf eigene Grenzen achten,

- dialektische Strategien anwenden,
- die Verantwortung bei den Patienten lassen,
- sich Supervision holen,
- Patienten ins Team einladen (siehe auch die Behandlungspfade „Akut“ und „Krise“ für Patienten, deren Commitment noch nicht ausreichend ist).

Supervisorische Aufgabe ist in diesem Falle, unzufriedene Kollegen zu validieren und zu ermuntern, die DBT-Strategien „informell“ anzuwenden.

In Teams ohne einheitliche DBT-Haltung wird der Supervisor vom Team für eine bestimmte Zeit engagiert und kommt in der Regel einmal im Monat. Die Vorschläge des Supervisors sind Vorschläge und keine Anweisungen. Wünschenswert ist, dass der Supervisor wenigstens zertifizierter DBT-Trainer ist. Die Supervision kann nach einem Problemlöseansatz erfolgen (siehe etwa Lohmann, 2010). Die Auswahl der Themen erfolgt durch die Supervisanden. Es nehmen alle Teammitglieder teil. Die Teilnahme des Oberarztes ist erwünscht.

Anmerkungen aus der Perspektive der Ärztlichen Leitung – ein Nachwort

Managementaufgaben von Führungskräften in der Psychiatrie und Psychotherapie unterscheiden sich nicht grundsätzlich von Managementaufgaben in anderen Organisationen. Sie bestehen – formal gesehen – in der Transformation (oft knappen) Ressourcen in Ergebnisse (Belling, 2013, S. 136). Aus der Perspektive psychiatrischer Kliniken beinhaltet dies die Aufgabe, sie qualitativ weiterzuentwickeln und zur wirtschaftlichen Sicherung beizutragen. Qualität in der Psychiatrie weiterzuentwickeln heißt – fachlich gesehen – neben pharmakologischen und psychosozialen Interventionen, Stimulationsverfahren, sozialpsychiatrischer Vernetzung, Einbeziehung von Betroffenen und Angehörigen, Peer Coaches und baulichen Strategien wie weichen Zimmern, Hometreatment und digitalen Angeboten an der Weiterentwicklung psychotherapeutischer Angebote zu arbeiten. Lange Zeit haben psychiatrische Kliniken jedoch auf eine systematische Implementation und Weiterentwicklung von Psychotherapie verzichtet.

Die Etablierung neuer psychotherapeutischer Verfahren, die Entwicklung oder die Implementierung von Behandlungspfaden kosten in der Tat viele Ressourcen, Zeit und Kraft. Häufig ist mit Hindernissen umzugehen:

So gibt es seit langem in den *Vergütungssystemen* der Psychiatrie Fehlanreize, die einer Qualitätsentwicklung entgegenstehen. „Kliniken, die im aktuellen Vergütungssystem auf Basis der Psych-PV konsequent den Weg der Behandlungsoptimierung wählen und hierbei medizinisch bessere Ergebnisse bei höherem Aufwand in einer geringeren Zahl von Tagen erbringen, schaden sich wirtschaftlich selbst“ (Belling, 2013, S. 109). Inwieweit die neue, kontrovers diskutierte GBA-Richtlinie („Personalausstattung Psychiatrie und Psychosomatik-Richtlinie“) Innovationen honoriert, wird sich in der Praxis zeigen müssen. Dies ist kein Grund zu resignieren. Gerade in Zeiten des Fachkräftemangels sind der Spaß und die Motivation, auf eine anschauliche Weise Psychotherapie und Krisenintervention zusätzlich zu den bekannten pharmakologischen und therapeutischen Standardinterventionen der Psychiatrie zu lernen, eine gute Voraussetzung für Bewerbungen. Die Bindung motivierter und engagierter Mitarbeiter im ärztlichen, psychologischen und pflegerischen Bereich ist daher eine Investition wert. Wenn KVT und klassische psychodynamische Methoden wie eine Prozession wirken, die schon viel voranbringen kann, wirken in meiner aktuellen Wahrnehmung die Verfahren der dritten Welle der VT auf viele Behandler wie ein Jazzkonzert, aus irgendeinem Grund mitreißender und motivierender. Gerade in der Psychiatrie, bei in Ausbildung befindlichen oder fertigen Psychiaterinnen und Psychiatern, die zwar psychotherapeutisch arbeiten sollen, „aber dafür ein etwas dünnes Curriculum haben" (Heßler & Fiedler, 2019, S. 2), hat sich das Erlernen und Anwenden von Teilen der sog. Dritte-Welle-Verfahren als besonders hilfreich erwiesen.

Im vorliegenden Buch wird die DBT fokussiert, weil sich auch aus der Sicht der Direktion deren Strategien über den Einsatz auf einer Borderline-Station hinaus als äußerst nützlich erwiesen haben. Diese Erfahrung habe ich während des Aufbaus der beschriebenen Stationen in den Vitos Kliniken in Kassel/Merxhausen sowie in Gießen und in Marburg gemacht, auch bei der Entwicklung und Schulung des „Betriebssystems", das in dem Buch mehrfach erwähnt wird (Franz, 2019). Zugleich ersetzt das Erlernen der DBT keine Psychotherapieausbildung und sie ist nicht das einzige Verfahren von dem die Psychiatrie profitieren wird. Aber sie stellt für Führungskräfte eine gute Grundlage für das Vorantreiben von Psychotherapie dar, über die Etablierung von Behandlungspfaden hinaus.

Für Geschäftsführungen bedeutet der Aufbau der beschriebenen Strukturen eine Investition. Der „Return of Investment" sollte in einem positiven Imagetransfer auf die Klinik, besserer Akquise von guten Fachkräften, stabiler Nachfrage durch das gute und besondere Angebot und insofern auch Sicherung der Erlöse und der Wettbewerbsfähigkeit der Klinik bestehen.

Interessenskämpfe zwischen den *Berufsgruppen,* Dauerthema in vielen psychiatrischen Kliniken, sind der Tod jeden Behandlungspfades, der sich der Psychotherapie von schwerkranken psychiatrischen Patienten widmet. Das Pflegepersonal muss „ins Boot" geholt werden. Pflegemitarbeiter sind Menschen, die Freude haben, anderen zu helfen und sehr interessiert an einem Zugewinn von psychotherapeutischen Kompetenzen sind. Gerade in der Arbeit mit Borderline-Patienten gerät auch diese Berufsgruppe leicht an ihre Grenzen. In unserer Erfahrung wissen diese Mitarbeiter es schnell zu schätzen, was sie mit den Modulen und Strategien der DBT an Professionalität und Erleichterung gewinnen. Durch die Möglichkeit, in der Arbeit mit Patienten basales psychotherapeutisches Können anzuwenden, bekommt die Pflege eine Chance, ihr eigentliches Ziel, nämlich helfen zu wollen, leichter umzusetzen, und zusätzlich einen Schutz vor Burnout (vgl. Kapitel 8 zur Supervision).

In den letzten Jahren bestand die Professionalisierung der Pflege häufig in „eigenen" Studiengängen, Konzepten, Diagnosen, Strategien, was sicher sinnvoll und erfolgreich ist, gleichzeitig in einem Team eine Entwicklung gemeinsamer Sprache und Methoden nicht ersetzt. Beim Erlernen multiprofessioneller Psychotherapie geht es darum, dass mehrere Berufsgruppen *zusammen* ihre Haltungen, Interventionen und Strategien grundlegend verändern. Herausforderung ist auch, Schichtsysteme, Nachtdienste, Rotationen in Ausbildung und Supervision miteinzubeziehen. Die „Versäulung“ psychiatrischer Kliniken (in die drei Säulen mit jeweils eigener Leitung: Kaufmännische Leitung und Verwaltung – Ärztliche Direktion und Therapeuten – Pflegedirektion und Pflege) kann einer multiprofessionellen Weiterentwicklung mächtig im Wege stehen. Wenn sie zudem mit starren Hierarchien und Konkurrenzdenken zwischen den Berufsgruppen verbunden ist, ist sie ein „guter Nährboden für misslingende Veränderungsprozesse“ (Belling, 2013, S. 142). Die Pflegedirektionen in den Vitos-Kliniken in Gießen, Marburg und in Vitos Kurhessen (Kassel, Merxhausen, Melsungen, Hofgeismar) haben den Zugewinn an Professionalisierung gesehen und den Prozess entsprechend kooperativ unterstützt. Das Gleiche gilt für die Geschäftsführungen. Gleichzeitig ist es ratsam, den Mitarbeitern, die schließlich viel „Input“ an Schulungen, Supervisionen und Zertifikaten bekommen, von Anfang an und immer wieder klarzumachen, dass dafür auch etwas von ihnen erwartet wird, wie z. B. gute Arbeit und eine gute Inanspruchnahme ihrer Einheit zu Refinanzierung der Klinik.

Jede Innovation und jedes Umlernen von Dingen, die man jahrelang anders gemacht hat, ist mit „Widerstand“ verbunden. Widerstand ist hier ein Terminus aus dem Change-Management und nichts „Schlimmes“, sondern *normal*. Fehlt das Auftreten von Widerstand, hat man etwas übersehen, man wird es früher oder später merken, wenn der Prozess nicht mehr vorangeht (Doppler & Lauterburg, 2019). Der Widerstand ist also kein Problem, sehr starker und anhaltender Widerstand verweist lediglich auf ein Versäumnis im Change-Management, zu dem gehört, dass die Betroffenen die Notwendigkeit oder Vorteile einer Maßnahme oder Veränderung selbst sehen können. Psychotherapie bzw. DBT-Lernen lässt sich nicht von oben „verordnen“. Für mich hat sich DBT in diesem Kontext auch als Methode zur Organisationsentwicklung bzw. zum Change-Management erwiesen: Wie die Patienten ein Commitment für die Therapie brauchen, braucht ein Team ein Commitment für den Lern- und Entwicklungsprozess, sonst wird es bei Anstrengungen und Herausforderungen leicht wieder in seine alten Muster zurückfallen. Bevor ein Team bestimmte Trainings und Weiterbildungen bekommt, mache ich einen oder mehrere Workshops, in dem ich neben ausführlicher Information Commitmentstrategien mit allen Beteiligen anwende (z. B. im Rahmen eines Teamtags oder erweiterter Teamsitzungen). Advocatus Diaboli („Wir sollten einfach alles beim Alten lassen und uns den ganzen Stress ersparen ...“), door in the face („Bis nächste Woche steht das neue Konzept, o.k.?“), foot in the door („Vielleicht könnten Sie einen ersten Schritt machen und mit einer Skills-Gruppe anfangen?“). Vor allem sind Pro- und Contra-Listen extrem wichtig, die von allen gemeinsam erstellt werden und viel Zeit bekommen sollten, sowie die Betonung der freien Entscheidung („Niemand muss da mitmachen, wir haben noch viele andere Stationen“). Am Ende brauche ich von allen Mitgliedern des Teams eine belastbare Entscheidung für den neuen Weg und ein Commitment, dass sie sich anstrengen werden, den Lern- und Trainingsprozess zusätzlich zum Arbeiten im Tagesgeschäft durchzuhalten und bei Schwierigkeiten konstruktiv den Dialog mit den Leitungen zu suchen, statt in informellen Netzwerken innerhalb oder außerhalb des Teams wirksam zu werden und das Projekt zu blockieren. Dafür gibt es von meiner Seite das Commitment, alles zu geben, was mir möglich ist, damit sie die besten Trainer und Supervisoren kriegen, die ich bekommen kann, sowie dass ich den finanziellen Support des Unternehmens einhole, dessen wirtschaftlicher Erfolg auch wiederum von ihrem Engagement abhängt.

Aus diesem Vorgehen resultiert hoffnungsvolle Erfahrung: Im Prinzip kann man jeden Menschen, jedes Team, eine ganze Klinik motivieren und trainieren. Gleichzeitig gibt es immer einzelne Mitarbeiter, die verborgen oder offen, einfach nicht für eine bestimmte Veränderung zu motivieren sind. In der Arbeit mit *Borderline-Patienten* braucht es Menschen, die diese auch wollen, sonst geht es schief. Auch das Team braucht Kontingenzmanagement. Wenn sich eine Konstellation zeigt, dass ein Mitarbeiter, offen oder verdeckt, auch nach wiederholter Commitmentarbeit, nicht wirklich bereit ist, sich auf ein DBT-Training bzw. die Arbeit damit einzulassen, sollte man auf jeden Fall offen darüber sprechen und einen Einsatz in einem Bereich mit einer besseren Passung (keine Borderline-Station) unterstützen. Sonst bindet eine solche Konstellation zu viel Zeit und kostet die Kraft und Motivation des restlichen Teams. Um solchen zeit- und motivationsraubenden Prozessen vorzubeugen, ist es empfehlenswert, den Einsatzort in solchen störungsspezifischen Stationen mit den zugehörigen umfangreichen Weiterbildungen für alle Berufsgruppen unter Beteiligung des Betriebsrates, der Verwaltung und Pflege sowie der ärztlichen Direktion intern auszuschreiben. Interessierte Mitarbeiter können sich darauf bewerben.

Zum Abschluss ist mir wichtig zu betonen, dass weder Chefärzte noch Oberärzte oder Pflegeleitungen in der Lage sind, „allein“ eine solche Aufbauarbeit herbeizuführen. Es bedarf *Protagonisten* aus allen Berufsgruppen, die die Ausbildung machen und das Wissen in die Teams tragen, sich zertifizieren lassen. Ihnen allen gebührt Dank und Anerkennung für die zusätzliche Arbeit und Zeit.

Gießen, Juli 2020 Prof. Dr. Michael Franz

Literatur

American Psychiatric Association. (2013). *Diagnostic and statistical manual of mental disorders* (5th ed.). Arlington, VA: American Psychiatric Publishing. https://doi.org/10.1176/appi.books.9780890425596

American Psychiatric Association/Falkai, P. et al. (2018). *Diagnostisches und Statistisches Manual Psychischer Störungen DSM-5* (2., korr. Aufl.). Göttingen: Hogrefe.

Arch, J. J., Eifert, G. H., Davies, C., Vilardaga, J. C. P., Rose, R. D. & Craske, M. G. (2012). Randomized clinical trial of cognitive behavioral therapy (CBT) versus acceptance and commitment therapy (ACT) for mixed anxiety disorders. *Journal of Consulting and Clinical Psychology, 80* (5), 750–765. https://doi.org/10.1037/a0028310

Arolt, V. (2018) Welche Psychotherapie für wen? *Der Nervenarzt, 89* (3), 239–240. https://doi.org/10.1007/s00115-018-0493-5

Auer, A.K. von, Kleindienst, N., Ludewig, S., Soyka, O., Bohus, M. & Ludäscher, P. (2015). Zehn Jahre Erfahrung mit der Dialektisch-Behavioralen Therapie für Adoleszente (DBT-A) unter stationären Bedingungen – die Station Wellenreiter. *Zeitschrift für Kinder- und Jugendpsychiatrie und Psychotherapie, 43,* 301–315. https://doi.org/10.1024/1422-4917/a000371

Barnow, S., Stopsack, M., Grabe, H.J., Meinke, C., Spitzer, C., Kronmülle, K. & Sieswerda, S. (2009). Interpersonal evaluation bias in borderline personality disorder. *Behaviour Research and Therapy, 47* (5), 359–365. https://doi.org/10.1016/j.brat.2009.02.003

Bateman, A. & Fonagy, P. (2003). Health service utilization costs for borderline personality disorder patients treated with psychoanalytically oriented partial hospitalization versus general psychiatric care. *American Journal of Psychiatry, 160* (1), 169–171. https://doi.org/10.1176/appi.ajp.160.1.169

Beesdo-Baum, K., Zaudig, M. & Wittchen, H.-U. (2019a). *Strukturiertes Klinisches Interview für DSM-5-Störungen – Klinische Version (SCID-5-CV).* Göttingen: Hogrefe.

Beesdo-Baum, K., Zaudig, M. & Wittchen, H.-U. (2019b). *Strukturiertes Klinisches Interview für DSM-5 – Persönlichkeitsstörungen (SCID-5-PD).* Göttingen: Hogrefe.

Belling, R. (2013). *Management psychiatrischer Kliniken. Leistungsorientierte Vergütung und strategische Klinikführung.* Stuttgart: Kohlhammer.

Bender, D.S., Dolan, R.T., Skodol, A.E., Sanislow, C.A., Dyck, I.R., McGlashan, T.H. et al. (2001). Treatment utilization by patients with personality disorders. *American Journal of Psychiatry, 158* (2), 295–302. https://doi.org/10.1176/appi.ajp.158.2.295

Berenson, K.R., Downey, G., Rafaeli, E., Coifman, K.G. & Paquin, N.L. (2011). The rejection-rage contingency in borderline personality disorder. *Journal of Abnormal Psychology, 120* (3), 681–690. https://doi.org/10.1037/a0023335

Bleuler, E. (1911). *Dementia Praecox oder die Gruppe der Schizophrenien.* Leipzig: Deuticke.

Bohus, M. (2007). Zur Versorgungssituation von Borderline-Patienten in Deutschland. *PTT: Persönlichkeitsstörungen Theorie und Therapie, 11,* 149–153.

Bohus, M. (2019). *Borderline-Störung* (2., vollst. überarb. Aufl.). Göttingen: Hogrefe. https://doi.org/10.1026/02853-000

Bohus, M., Haaf, B., Simms, T., Schmahl, C., Unckel, C. & Linehan, M. (2004). Effectiveness of inpatient dialectical behavioral therapy for borderline personality disorder: a controlled trail. *Behaviour Research and Therapy, 42,* 487–499. https://doi.org/10.1016/S0005-7967(03)00174-8

Bohus, M., Kleindienst, N., Limberger, M., Stieglitz, R.-D., Domsalla, M., Chapman, A.L. et al. (2009). The Short-Version of the Borderline Symptom List (BSL-23): Development and Initial Data on Psychometric Properties. *Psychopathology, 42,* 32–39. https://doi.org/10.1159/000173701

Bohus, M. & Lieb, K. (2019). Borderline-Persönlichkeitsstörungen (ICD-10 F6). In U. Voderholzer & F. Hohagen (Hrsg.), *Therapie psychischer Erkrankungen* (14. Aufl., S. 411–423). München: Elsevier.

Bohus, M. & Reicherzer, M. (2012). *Ratgeber Borderline-Störung. Informationen für Betroffene und Angehörige*. Göttingen: Hogrefe.

Bohus, M. & Wolf-Arehult, M. (2013). *Interaktives Skillstraining für Borderline-Patienten. Das Therapeutenmanual* (Mit Keycard zum Freischalten der Software, 2., aktual. u. erw. Aufl.). Stuttgart: Schattauer.

Bouton, M.E. & Bolles, R.C. (1979). Contextual control of the extinction of conditioned fear. *Learning and Motivation, 10* (4), 445–466. https://doi.org/10.1016/0023-9690(79)90057-2

Brakemeier, E.L. & Herpertz, S.C. (2019). Innovative Psychotherapieforschung: auf dem Weg zu einer evidenz- und prozessbasierten individualisierten und modularen Psychotherapie. *Der Nervenarzt, 90* (11),1125–1134. https://doi.org/10.1007/s00115-019-00808-9

Brunner, R., Parzer, P., Haffner, J., Steen, R., Roos, J., Klett, M. & Resch, F. (2007). Prevalence and psychological correlates of occasional and repetitive deliberate self-harm in adolescents. *Archives of Pediatrics and Adolescent Medicine, 161,* 641–649. https://doi.org/10.1001/archpedi.161.7.641

Burmeister, K., Chrysanthou, C., Pflügler, S. & Höschel, K. (2013). DBT-ACES: Die zweite Stufe der Behandlung mit Dialektisch-Behavioraler Therapie – Erste Erfahrungen bei der Anwendung der zweiten Behandlungsstufe der Dialektisch-Behavioralen Therapie in Deutschland. *Psychotherapie in Psychiatrie, Psychotherapeutischer Medizin und Klinischer Psychologie, 18,* 133–149.

Burmeister, K., Hoeschel, K., Reiske, S., Schweiger, U., Sipos, V., Philipsen, A. et al. (2014). Dialektisch Behaviorale Therapie – Weiterentwicklungen und empirische Evidenz. *Psychiatrische Praxis, 41* (5), 242–249. https://doi.org/10.1055/s-0034-1369905

Chanen, A.M. & McCutcheon, L. (2013). Prevention and early intervention for borderline personality disorder: current status and recent evidence. *British Journal of Psychiatry, 202* (s54), s24-s29. https://doi.org/10.1192/bjp.bp.112.119180

Coid, J., Yang, M., Bebbington, P., Moran, P., Brugha, T., Jenkins, R. et al. (2009). Borderline personality disorder: Health service use and social functioning among a national household population. *Psychological Medicine, 39,* 1721–1731. https://doi.org/10.1017/S0033291708004911

Coid, J., Yang, M., Tyrer, P., Roberts, A. & Ullrich, S. (2006). Prevalence and correlates of personality disorder in Great Britain. *British Journal of Psychiatry, 188,* 423–431. https://doi.org/10.1192/bjp.188.5.423

Comtois, K.A., Kerbrat, A.H., Atkins, D.C., Harned, M.S. & Elwood, L. (2010). Recovery from disability for individuals with borderline personality disorder: a feasibility trial of DBT-ACES. *Psychiatric Services, 61* (11), 1106–1111. https://doi.org/10.1176/ps.2010.61.11.1106

Cristea, I.A., Gentili, C., Cotet, C.D., Palomba, D., Barbui, C. & Cuijpers, P. (2017). Efficacy of psychotherapies for borderline personality disorder: a systematic review and meta-analysis. *JAMA Psychiatry, 74* (4), 319–328. https://doi.org/10.1001/jamapsychiatry.2016.4287

Dachverband DBT (2020). *Checkliste Team Audit*. Verfügbar unter: https://www.dachverband-dbt.de/index.php/Fortbildungsrichtlinien/dbt-behandlungseinheit

Daig, I., Bermpohl, F. & Kienast, T. (2011). Psychotherapie von Patienten mit Borderline Persönlichkeitsstörung und Abhängigkeitserkrankung. *Sucht, 57* (5), 363–371. https://doi.org/10.1024/0939-5911.a000139

Delespaul, P.H. (2013). Consensus regarding the definition of persons with severe mental illness and the number of such persons in the Netherlands. *Tijdschrift voor psychiatrie, 55*, 427–438.

Dilling, H., Mombour, W. & Schmidt, M.H. (2015). *Internationale Klassifikation psychischer Störungen ICD-10 Kapitel V (F), Klinisch diagnostische Leitlinien*. Bern: Hogrefe.

Doppler, K. & Lauterburg, C. (2019). *Change management: den Unternehmenswandel gestalten*. Frankfurt a. M.: Campus Verlag.

Dulz, B. & Herpertz, S.C. (2007). Editorial. *PTT: Persönlichkeitsstörungen Theorie und Therapie, 11* (3), 145–146.

Dyck, M., Habe, U., Slodczyk, J., Schlummer, J., Backes, V., Schneider, F. & Reske, M. (2009). Negative bias in fast emotion discrimination in borderline personality disorder. *Psychological Medicine, 39* (5), 855–864. https://doi.org/10.1017/S0033291708004273

El-Gabalawy, R., Katz, L.Y. & Sareen, J. (2010). Comorbidity and associated severity of borderline personality disorder and physical health conditions in a nationally representative sample. *Psychosomatic Medicine, 72* (7), 641–647. https://doi.org/10.1097/PSY.0b013e3181e10c7b

Fiedler, P. & Herpertz, S.C. (2016). *Persönlichkeitsstörungen* (7., vollst. überarb. Aufl.). Weinheim: Beltz.

First, M.B., Williams, J.B., Karg, R.S. & Spitzer, R.L. (2016). *Structured clinical interview for DSM-5 disorders: SCID-5-CV clinician version*. Washington, DC: American Psychiatric Association Publishing.

Fleischhaker, C., Munz, M., Böhme, R., Sixt, B. & Schulz, E. (2006). Dialektisch-Behaviorale Therapie für Adoleszente (DBT-A) – Eine Pilotstudie zur Therapie von Suizidalität, Parasuizidalität und selbstverletzenden Verhaltensweisen bei Patientinnen mit Symptomen einer Borderlinestörung. *Zeitschrift für Kinder- und Jugendpsychiatrie und Psychotherapie, 34* (1), 15–27. https://doi.org/10.1024/1422-4917.34.1.15

Frankenburg, F.R. & Zanarini, M.C. (2004). The association between borderline personality disorder and chronic medical illnesses, poor health-related lifestyle choices, and costly forms of health care utilization. *The Journal of Clinical Psychiatry, 65* (12), 1660–1665. https://doi.org/10.4088/JCP.v65n1211

Franz, M. (2019). Brauchen wir eine eigene „Betriebssprache" für die Psychiatrie? *Psychiatrische Praxis, 46* (04), 181–183. https://doi.org/10.1055/a-0890-5433

Franz, M. & Gallhofer, B. (1996). Befindlichkeit und Compliance: Klinische Beobachtungen unter Risperidon. *Therapiewoche Neurologie Psychiatrie, 10,* 951–954.

Franz, M., Gary, A., Jung, D. & Wolff, J. (2020). Störungsbezogene Fallgruppen für eine bedarfsgerechte Krankenhausversorgung. *Der Nervenarzt*, 1–8. https://doi.org/10.1007/s00115-019-00853-4

Franz, M., Lis, S., Plüddemann, K. & Gallhofer, B. (1997). Conventional versus atypical neuroleptics: Subjective quality of life in schizophrenic patients. *British Journal of Psychiatry, 170,* 422–425. https://doi.org/10.1192/bjp.170.5.422

Freyberger, H.J., Ulrich, I., Barnow, S. & Steinhart, I. (2008). Am Rande sozialpsychiatrischer Versorgungsstrukturen – eine Untersuchung zur „Systemsprengerproblematik" in Mecklenburg-Vorpommern. *Fortschritte der Neurologie Psychiatrie, 76* (2), 106–113. https://doi.org/10.1055/s-2007-996172

Fyer, M.R., Frances, A.J., Sullivan, T., Hurt, S.W. & Clarkin, J. (1988). Comorbidity of borderline personality disorder. *Archives of General Psychiatry, 45* (4), 348–352. https://doi.org/10.1001/archpsyc.1988.01800280060008

Goldberg, C. (1980). The utilization and limitations of paradoxical intervention in group psychotherapy. *International Journal of Group Psychotherapy, 30*, 295–296. https://doi.org/10.1080/00207284.1980.11491693

Gunderson, J.G. (2016). The emergence of a generalist model to meet public health needs for patients with borderline personality disorder. *American Journal of Psychiatry, 173* (5), 452–458. https://doi.org/10.1176/appi.ajp.2015.15070885

Gunderson, J.G. & Singer, M.T. (1975). Defining borderline patients: an overview. *The American Journal of Psychiatry, 132* (1), 1–10.

Gunia, H. (2007). Die Versorgung von Menschen mit Borderline-Persönlichkeitsstörung in einem ambulanten Netzwerk. *Persönlichkeitsstörungen, 11*, 201–206.

Gunia, H., Bohus, M. & Kienast, T. (2010). Primat der ambulanten Behandlung der Borderline-Persönlichkeitsstörung. Debatte: Pro & Contra. *Psychiatrische Praxis, 37*, 108–110. https://doi.org/10.1055/s-0029-1223521

Gunia, H., Huppertz, M., Friedrich, J. & Ehrenthal, J. (2000). Dialektisch Behaviorale Therapie von Borderline-Persönlichkeitsstörungen in einem ambulanten Netzwerk. *Verhaltenstherapie und Psychosoziale Praxis, 32*, 651–662.

Häfner, H. (2017). *Das Rätsel Schizophrenie: Eine Krankheit wird entschlüsselt*. München: C.H. Beck. https://doi.org/10.17104/9783406692185

Hayes, S.C., Strosahl, K.D., Bunting, K., Twohig, M. & Wilson, K.G. (2004). What is acceptance and commitment therapy? In S.C. Hayes & K.D. Strosahl (Eds.), *A practical guide to acceptance and commitment therapy* (pp. 3–29). Boston, MA: Springer.

Herpertz, S.C. (2017). Modulare Psychotherapie. In S.C. Herpertz, F. Caspar & K. Lieb (Hrsg.), *Psychotherapie. Funktions- und störungsorientiertes Vorgehen* (S. 99–104). München: Elsevier.

Herpertz, S.C., Bohus, M. & Buchheim, P., Döring, S. et al. (2009). *Behandlungsleitlinie Persönlichkeitsstörungen. S2-Praxisleitlinien in Psychiatrie und Psychotherapie*. Heidelberg: Steinkopff.

Herpertz, S.C., Dietrich, T.M., Wenning, B., Krings, T., Erberich, S.G., Willmes, K. et al. (2001). Evidence of abnormal amygdala functioning in borderline personality disorder: a functional MRI study. *Biological Psychiatry, 50* (4), 292–298. https://doi.org/10.1016/S0006-3223(01)01075-7

Herpertz, S.C., Rudolf, G. & Lieb, K. (2017). Borderline-Persönlichkeitsstörungen. In S.C. Herpertz, F. Caspar & K. Lieb (Hrsg.), *Psychotherapie. Funktions- und störungsorientiertes Vorgehen* (S. 395–412). München: Urban & Fischer.

Heßler, J.B. & Fiedler, P. (2019). *Transdiagnostische Interventionen in der Psychotherapie*. Stuttgart: Schattauer.

Hesslinger, B., Tebartz van Elst, L., Nyberg, E., Dykierek, P., Richter, H., Berner, M. & Ebert, D. (2002). Psychotherapy of attention deficit hyperactivity disorder in adults – a pilot study using a structured skills training program. *European Archives of Psychiatry and Clinical Neuroscience, 252* (4), 177–184. https://doi.org/10.1007/s00406-002-0379-0

Hoffman, P.D., Fruzzetti, A. & Swenson, C. (1999). Dialectical Behavior Therapy – Family Skills Training. *Family Process, 38* (4), 399–414. https://doi.org/10.1111/j.1545-5300.1999.00399.x

Jacob, G.A., Allemann, R., Schornstein, K. & Lieb, K. (2009). Zur aktuellen Situation der stationären Versorgung von Patienten mit Borderline-Persönlichkeitsstörung in Deutschland. *Psychiatrische Praxis, 36*, 387–389. https://doi.org/10.1055/s-0029-1223342

Jerschke, S., Meixner, K., Richter, H. & Bohus, M. (1998). Zur Behandlungsgeschichte und Versorgungssituation von Patientinnen mit Borderline-Persönlichkeitsstörungen (Treatment of Borderline Personality Disorder). *Fortschritte der Neurologie Psychiatrie, 66*, 545–552. https://doi.org/10.1055/s-2007-995297

Jobst, A., Hörz, S., Birkhofer, A., Martius, P. & Rentrop, M. (2010). Einstellung von Psychotherapeuten gegenüber der Behandlung von Patienten mit Borderline Persönlichkeitsstörung. *Psychotherapie Psychosomatik Medizinische Psychologie (PPMP), 60* (3/04), 126–131. https://doi.org/10.1055/s-0029-1220764

Kernberg, O. (1967). Borderline Personality Organization. *Journal of the American Psychoanalytic Association, 15* (3), 641–685. https://doi.org/10.1177/000306516701500309

Kingdon, D.G., Ashcroft, K., Bhandari, B., Gleeson, S., Warikoo, N., Symons, M. et al. (2010). Schizophrenia and borderline personality disorder: similarities and differences in the experience of auditory hallucinations, paranoia, and childhood trauma. *Journal of Nervous and Mental Disease, 198* (6), 399–403. https://doi.org/10.1097/NMD.0b013e3181e08c27

Koerner, K. (2013). *Praxisbuch DBT – Strategien der Dialektisch-Behavioralen Therapie*. Weinheim: Beltz.

Konnopka, A., Klingberg, S., Wittdorf, A. & König, H.-H. (2007). Die Kosten der Schizophrenie in Deutschland: Ein systematischer Literaturüberblick. *Psychiatrische Praxis, 36,* 211–218. https://doi.org/10.1055/s-0028-1090234

Korzekwa, M.I., Dell, P.F., Links, P.S., Thabane, L. & Webb, S.P. (2008). Estimating the prevalence of borderline personality disorder in psychiatric outpatients using a two-phase procedure. *Comprehensive Psychiatry, 49,* 380–386. https://doi.org/10.1016/j.comppsych.2008.01.007

Krog, K., Reiner, M., Surpanu, N., Bierbrodt, J., Schäfer, I. & Schindler, A. (2021). *Integrierte Versorgung bei Borderline-Persönlichkeitsstörungen*. Göttingen: Hogrefe.

Kröger, C., Schweiger, U., Sipos, V., Arnold, R., Kahl, K.G., Schunert, T. et al. (2006). Effectiveness of dialectical behaviour therapy for borderline personality disorder in an inpatient setting. *Behaviour Research and Therapy, 44* (8), 1211–1217. https://doi.org/10.1016/j.brat.2005.08.012

Kröger, C., Vonau, M., Kliem, S., Roepke, S., Kosfelder, J. & Arntz, A. (2013). Psychometric properties of the German version of the borderline personality disorder severity index – Version IV. *Psychopathology, 46* (6), 396–403. https://doi.org/10.1159/000345404

Lazarus, R.S. (1991). *Emotion and adaptation*. Oxford, GB: Oxford University Press.

Lenzenweger, M.F., Lane, M.C., Loranger, A.W. & Kessler, R.C. (2007). DSM-IV Personality Disorders in the National Comorbidity Survey Replication. *Biological Psychiatry, 62* (6), 553–564. https://doi.org/10.1016/j.biopsych.2006.09.019

Lieb, K., Zanarini, M.C., Schmahl, C., Linehan, M.M. & Bohus, M. (2004). Borderline personality disorder. *Lancet, 364* (9432), 453–461.

Liebke, L., Koppe, G., Bungert, M., Thome, J., Hauschild, S., Defiebre, N. et al. (2018). Difficulties with being socially accepted: An experimental study in borderline personality disorder. *Journal of Abnormal Psychology, 127* (7), 670–682. https://doi.org/10.1037/abn0000373

Linehan, M.M. (1996). *Dialektisch-Behaviorale Therapie der Borderline-Persönlichkeitsstörung.* München: CIP-Medien.

Linehan, M.M. (1987). Dialectical Behavior Therapy for Borderline Personality Disorder: Theory and Method. *Bulletin of the Menninger Clinic, 51* (3), 261–276.

Linehan, M.M. (1993a). *Cognitive-behavioral treatment of borderline personality disorder*. New York: Guilford Press.

Linehan, M.M. (1993b). *Diagnosis and treatment of mental disorders. Skills training manual for treating borderline personality disorder*. New York: Guilford Press.

Linehan, M.M. (2008). *Dialektisch Behaviorale Therapie der Borderline Persönlichkeitsstörung.* München: CIP Medien.

Linehan, M.M., Armstrong, H.E., Suarez, A., Allmon, D. & Heard, H.L. (1991). Cognitive-behavioral treatment of chronically parasuicidal borderline patients. *Archives of general psychiatry, 48* (12), 1060–1064. https://doi.org/10.1001/archpsyc.1991.01810360024003

Linehan, M. M., Bohus, M. & Lynch, T. R. (2007). Dialectical behavior therapy for pervasive emotion dysregulation. In J. Goss (Ed.), *Handbook of emotion regulation* (pp. 582–605). New York: Guilford Press.

Livesley, W. J. (2017). *Integrated modular treatment for borderline personality disorder: A practical guide to combining effective treatment methods.* Cambridge: Cambridge University Press. https://doi.org/10.1017/9781107298613

Lohmann, B. (2010). *Effiziente Supervision: Praxisorientierter Leitfaden für Einzel- und Gruppensupervision.* Baltmannsweiler: Schneider Verlag Hohengehren.

Maier, W., Lichtermann, D., Klingler, T., Heun, R. & Hallmayer, J. (1992). Prevalences of personality disorders (DSM-III-R) in the community. *Journal of Personality Disorders, 6* (3), 187–196. https://doi.org/10.1521/pedi.1992.6.3.187

Micol-Grösch, M. & Franz, M. (2015, 25. November). *Workshop 109 „Multiprofessionelle DBT-Intervallbehandlung und akute Krisenintervention für Patienten mit Borderline-Störungen: ein zertifiziertes stationäres Konzept“.* DGPPN-Kongress, Berlin.

Mombour, W., Zaudig, M., Berger, P., Gutierrez, K., Berner, W., Berger, K. et al. (1996). *International Personality Disorder Examination von A. W. Loranger (IPDE). Deutschsprachige Ausgabe.* Bern: Huber.

Moritz, S., Schilling, L., Wingenfeld, K., Köther, U., Wittekind, C., Terfehr, K. & Spitzer, C. (2011). Psychotic-like cognitive biases in borderline personality disorder. *Journal of Behavior Therapy and Experimental Psychiatry, 42* (3), 349–354. https://doi.org/10.1016/j.jbtep.2011.02.003

Naber, D. (1998). Subjective experiences of schizophrenic patients treated with antipsychotic medication. *International Clinical Psychopharmacology, 13* (Suppl. 1), S41-S45. https://doi.org/10.1097/00004850-199801001-00007

Niedtfeld, I., Schulze, L., Kirsch, P., Herpertz, S. C., Bohus, M. & Schmahl, C. (2010). Affect regulation and pain in borderline personality disorder: a possible link to the understanding of self-injury. *Biological Psychiatry, 68* (4), 383–391. https://doi.org/10.1016/j.biopsych.2010.04.015

Nitkowski, D. & Petermann, F. (2010). Selbstverletzendes Verhalten und Suizidversuche: Fundierung der Differenzialdiagnostik. *Fortschritte der Neurologie·Psychiatrie, 78* (1), 9–17. https://doi.org/10.1055/s-0028-1109848

Parloff, M. B., Waskow, I. E. & Wolfe, B. E. (1978). Research on therapist variables in relation to process and outcome. In S. L. Garfield & A. E. Bergin (Eds.), *Handbook of psychotherapy and behavior change: an empirical analysis* (2nd ed., pp. 233–282). New York: Wiley.

Paton, C. (2002). Benzodiazepines and disinhibition: a review. *Psychiatric Bulletin, 26* (12), 460–462. https://doi.org/10.1192/pb.26.12.460

Perepletchikova, F., Axelrod, S. R., Kaufman, J., Rounsaville, B. J., Douglas-Palumberi, H. & Miller, A. L. (2011). Adapting dialectical behaviour therapy for children: Towards a new research agenda for paediatric suicidal and non-suicidal self-injurious behaviours. *Child and adolescent mental health, 16* (2), 116–121. https://doi.org/10.1111/j.1475-3588.2010.00583.x

Philipsen, A., Richter, H., Peters, J., Alm, B., Sobanski, E., Colla, M. et al. (2007). Structured group psychotherapy in adults with attention deficit hyperactivity disorder: results of an open multicenter study. *Journal of Nervous and Mental Disease, 195* (12), 1013–1019. https://doi.org/10.1097/NMD.0b013e31815c088b

Plener, P. L., Kaess, M., Schmahl, C., Pollak, S., Fegert, J. M. & Brown, R. C. (2018). Nichtsuizidales selbstverletzendes Verhalten im Jugendalter. *Deutsches Ärzteblatt, 115* (3), 23–30.

Rathus, J. H., & Miller, A. L. (2002). Dialectical behavior therapy adapted for suicidal adolescents. *Suicide and life-threatening behavior, 32* (2), 146–157. https://doi.org/10.1521/suli.32.2.146.24399

Reitz, S., Kluetsch, R., Niedtfeld, I., Knorz, T., Lis, S., Paret, C. et al. (2015). Incision and stress regulation in borderline personality disorder: neurobiological mechanisms of self-injurious behaviour. *British Journal of Psychiatry, 207* (2), 165–172. https://doi.org/10.1192/bjp.bp.114.153379

Renneberg, B., Weiß, M., Unger, J. & Brunner, R. (2003). Ätiologische Faktoren der Borderline-Persönlichkeitsstörung. *Verhaltenstherapie & Verhaltensmedizin, 3,* 347–364.

Rescorla, R. A. (2004). Spontaneous recovery. *Learning & Memory, 11* (5), 501–509. https://doi.org/10.1101/lm.77504

Rescorla, R. A. & Heth, C. D. (1975). Reinstatement of fear to an extinguished conditioned stimulus. *Journal of Experimental Psychology: Animal Behavior Processes, 1* (1), 88.

Richter, C., Steinacher, B., Eschenhoff, A. zum & Bermpohl, F. (2014). Stationäre und teilstationäre DBT-Angebote für Patienten mit Borderline-Persönlichkeitsstörung – Ergebnisse einer deutschlandweiten Umfrage. *Verhaltenstherapie, 24,* 265–271. https://doi.org/10.1159/000369425

Rohde-Dachser, C. (1979). Das Borderline-Syndrom. *Psyche – Zeitschrift für Psychoanalyse, 33* (6), 481–527.

Sachsse, U. (2007). Zur Versorgung von Borderline-Patienten in der Allgemeinpsychiatrie. *PTT-Persönlichkeitsstörungen: Theorie und Therapie, 11* (3), 169–174.

Safer, D. L., Robinson, A. H. & Jo, B. (2010). Outcome from a randomized controlled trial of group therapy for binge eating disorder: comparing dialectical behavior therapy adapted for binge eating to an active comparison group therapy. *Behavior Therapy, 41* (1), 106–120. https://doi.org/10.1016/j.beth.2009.01.006

Safer, D. L., Telch, C. F. & Agras W. S. (2001). Dialectical behavior therapy for bulimia nervosa. *American Journal of Psychiatry, 158* (4), 632–634. https://doi.org/10.1176/appi.ajp.158.4.632

Salbach-Andrae, H., Bohnekamp, I., Bierbaum, T., Schneider, N., Thurn, C., Stiglmayr, C. et al. (2009). Dialektisch Behaviorale Therapie (DBT) und Kognitiv Behaviorale Therapie (CBT) für Jugendliche mit Anorexia und Bulimia nervosa im Vergleich. *Kindheit und Entwicklung, 18* (3), 180–190. https://doi.org/10.1026/0942-5403.18.3.180

Schauer, J. S., Viviani, R. & Sosic-Vasic, Z. (2016). Neuronale Korrelate emotionaler Dysregulation bei Patienten mit Borderline-Persönlichkeitsstörung. *Nervenheilkunde, 35* (09), 597–602.

Schindler, A., Lambert, M., Karow, A., Gallinat, J. & Schäfer, I. (2016). Integrierte Versorgung für Borderline-Patienten – ein längst überfälliges Konzept. *Psychiatrische Praxis, 43* (08), 409–410. https://doi.org/10.1055/s-0042-116651

Schramm, E. (Ed.). (2012). *CBASP in der Gruppe: das Kurzmanual.* Stuttgart: Schattauer Verlag.

Sipos, V. & Schweiger, U. (2003). Stationäre Behandlung von Frauen und Männern mit Borderline Persönlichkeitsstörung und weiterer Komorbidität. *Verhaltenstherapie & Verhaltensmedizin, 24* (3), 269–287.

Skodol, A. E., Gunderson, J. G., McGlashan, T. H., Dyck, I. R., Stout, R. L., Bender, D. S. et al. (2002a). Functional impairment in patients with schizotypal, borderline, avoidant or obsessive-compulsive personality disorder. *American Journal of Psychiatry, 159* (2), 276–283. https://doi.org/10.1176/appi.ajp.159.2.276

Skodol, A. E., Gunderson, J. G., Pfohl, B., Widiger, T. A., Livesley, W. J. & Siever, L. J. (2002b). The borderline diagnosis I: psychopathology, comorbidity, and personality structure. *Biological Psychiatry, 51* (12), 936–950. https://doi.org/10.1016/S0006-3223(02)01324-0

Staebler, K., Helbing, E., Rosenbach, C. & Renneberg, B. (2011). Rejection sensitivity and borderline personality disorder. *Clinical Psychology & Psychotherapy, 18* (4), 275–283. https://doi.org/10.1002/cpp.705

Steinert, T., Steib, M.-L., Uhlmann, C. & Tschöke, S. (2014). *Stationäre Krisenintervention bei Borderline-Persönlichkeitsstörungen.* Göttingen: Hogrefe.

Stern, A. (1938). Psychoanalytic investigation of and therapy in the borderline group of neuroses. *Psychoanalytic Quarterly, 7,* 467–489. https://doi.org/10.1080/21674086.1938.11925367

Stiglmayr, C., Grathwol, T., Linehan, M. M., Ihorst, G., Fahrenberg, J. & Bohus, M. (2005). Aversive tension in patients with borderline personality disorder: a computer-based controlled field study. *Acta Psychiatrica Scandinavica, 111* (5), 372–379. https://doi.org/10.1111/j.1600-0447.2004.00466.x

Stiglmayr, C. & Gunia, H. (2017). *Dialektisch-Behaviorale Therapie (DBT) zur Behandlung der Borderline-Persönlichkeitsstörung*. Göttingen: Hogrefe. https://doi.org/10.1026/02424-000

Stiglmayr, C., Stecher-Mohr, J., Wagner, T., Meißner, J., Spretz, D., Steffens, C. et al. (2014). Effectiveness of dialectic behavioral therapy in routine outpatient care: the Berlin Borderline Study. *Borderline Personality Disorder and Emotion Dysregulation, 1* (1), 20. https://doi.org/10.1186/2051-6673-1-20

Stoffers, J. M. & Lieb, K. (2015). Pharmacotherapy for borderline personality disorder – current evidence and recent trends. *Current Psychiatry Reports, 17* (1), 534. https://doi.org/10.1007/s11920-014-0534-0

Stoffers, J. M., Völlm, B. A., Rücker, G., Timmer, A., Huband, N. & Lieb, K. (2010). Pharmacological interventions for borderline personality disorder. *Cochrane Database of Systematic Reviews, 2010* (6), [CD005653]. https://doi.org/10.1002/14651858.CD005653.pub2

Stoffers, J. M., Völlm, B. A., Rücker, G., Timmer, A., Huband, N. & Lieb, K. (2012). Psychological therapies for people with borderline personality disorder. *Cochrane Database of Systematic Reviews, 2012* (8), [CD005652]. https://doi.org/10.1002/14651858.CD005652.pub2

Telch, C. F., Agras, W. S. & Linehan, M. M. (2001). Dialectical behavior therapy for binge eating disorder. *Journal of Consulting and Clinical Psychology, 69* (6), 1061–1065. https://doi.org/10.1037/0022-006x.69.6.1061

Torgersen, S., Kringlen, E. & Cramer, V. (2001). The prevalence of personality disorder in a community sample. *Archives of General Psychiatry, 58,* 590–596. https://doi.org/10.1001/archpsyc.58.6.590

Trull, T. J., Jahng, S., Tomko, R. L., Wood, P. K. & Sher, K. J. (2010). Revised NESARC personality disorder diagnoses: gender, prevalence, and comorbidity with substance dependence disorders. *Journal of Personality Disorders, 24* (4), 412–426. https://doi.org/10.1521/pedi.2010.24.4.412

Uhlmann, C. & Steinert, T. (2008). Stationsatmosphäre und Behandlungserfolg nach Eröffnung einer Spezialstation für Patienten mit Persönlichkeitsstörungen und akuten Krisen. *Verhaltenstherapie, 18* (4), 230–236. https://doi.org/10.1159/000173107

Van Asselt, A. D. I., Dirksen, C. D., Arntz, A. & Severens, J. L. (2007). The cost of borderline personality disorder: societal cost of illness in BPD-patients. *European Psychiatry, 22* (6), 354–361. https://doi.org/10.1016/j.eurpsy.2007.04.001

Van Zutphen, L., Siep, N., Jacob, G. A., Goebel, R. & Arntz, A. (2015). Emotional sensitivity, emotion regulation and impulsivity in borderline personality disorder: A critical review of fMRI studies. *Neuroscience & Biobehavioral Reviews, 51,* 64–76. https://doi.org/10.1016/j.neubiorev.2015.01.001

Voderholzer, U. (2019). Die Dritte Welle der Verhaltenstherapie – Überlegenheit im Vergleich mit klassischer kognitiver Verhaltenstherapie? *Verhaltenstherapie, 29* (2), 77–79. https://doi.org/10.1159/000500697

Wagner, T., Fydrich, T., Stiglmayr, C., Marschall, P., Salize, H. J., Renneberg, B. et al. (2014). Societal cost-of-illness in patients with borderline personality disorder one year before, during and after dialectical behavior therapy in routine outpatient care. *Behaviour Research and Therapy, 61,* 12–22. https://doi.org/10.1016/j.brat.2014.07.004

Weig, W. (2009). Der „schwierige" Patient in der psychiatrischen Versorgung. *Nervenarzt, 80,* 847–885. https://doi.org/10.1007/s00115-009-2789-y

Winograd, G., Cohen, P. & Chen, H. (2008). Adolescent borderline symptoms in the community: prognosis for functioning over 20 years. *Journal of Child Psychology and Psychiatry, 49* (9), 933–941. https://doi.org/10.1111/j.1469-7610.2008.01930.x

Winsper, C., Bilgin, A., Thompson, A., Marwaha, S., Chanen, A.M., Singh, S.P. et al. (2020). The prevalence of personality disorders in the community: a global systematic review and meta-analysis. *British Journal of Psychiatry, 216* (2), 69–78. https://doi.org/10.1192/bjp.2019.166

Wolf, M., Limberger, M.F., Kleindienst, N., Stieglitz, R.-D., Domsalla, M., Philipsen, A. et al. (2009). Short version of the borderline symptom list (BSL-23): development and psychometric evaluation. *Psychotherapie, Psychosomatik, Medizinische Psychologie, 59* (8), 321–324.

Yeomans, E.Y., Clarkin, J.F. & Kernberg, O.F. (2017). *Übertragungsfokussierte Psychotherapie für Borderline-Patienten*. Stuttgart: Schattauer.

Yerkes, R.M. & Dodson, J.D. (1908). The relation of strength of stimulus to rapidity of habit formation. *Journal of Comparative Neurology & Psychology, 18*, 459–482. https://doi.org/10.1002/cne.920180503

Zanarini, M.C. (2003). Zanarini Rating Scale for Borderline Personality Disorder (ZAN-BPD): a continuous measure of DSM-IV borderline psychopathology. *Journal of Personality Disorders, 17* (3), 233–242. https://doi.org/10.1521/pedi.17.3.233.22147

Zanarini, M.C. & Frankenburg, F.R. (2001). Attainment and maintenance of reliability of axis I and II disorders over the course of a longitudinal study. *Comprehensive Psychiatry, 42*, 369–374. https://doi.org/10.1053/comp.2001.24556

Zanarini, M.C., Frankenburg, F.R., Dubo, E.D., Sickel, A.E., Trikha, A., Levin, A. & Reynolds, V. (1998). Axis I comorbidity of borderline personality disorder. *American Journal of Psychiatry, 155* (12), 1733–1739. https://doi.org/10.1176/ajp.155.12.1733

Zanarini, M.C., Frankenburg, F.R., Hennen, J. & Silk, K.R. (2003). The longitudinal course of borderline psychopathology: 6-year prospective follow-up of the phenomenology of borderline personality disorder. *American Journal of Psychiatry, 160* (2), 274–283. https://doi.org/10.1176/appi.ajp.160.2.274

Zanarini, M.C., Frankenburg, F.R., Khera, G.S. & Bleichmar, J. (2001). Treatment histories of borderline inpatients. *Comprehensive Psychiatry, 42* (2), 144–150. https://doi.org/10.1053/comp.2001.19749

Zanarini, M.C., John, M., Oldham, J.M. & Gunderson, J.G. (2001).Treatment utilization by patients with personality disorders. *American Journal of Psychiatry, 158* (2), 295–302.

Ziegenhorn, A.A., Roepke, S., Schommer, N.C., Merkl, A., Danker-Hopfe, H., Perschel, F. et al. (2009). Clonidine improves hyperarousal in borderline personality disorder with or without comorbid posttraumatic stress disorder: a randomized, double-blind, placebo-controlled trial. *Journal of Clinical Psychopharmacology, 29* (2), 170–173. https://doi.org/10.1097/JCP.0b013e31819a4bae

Zimmerman, M. & Mattia, J.I. (1999). Axis I diagnostic comorbidity and borderline personality disorder. *Comprehensive Psychiatry, 40* (4), 245–252. https://doi.org/10.1016/S0010-440X(99)90123-2

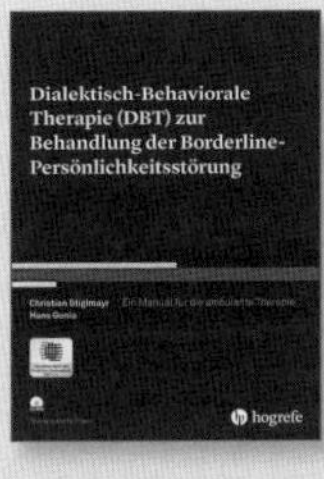

Christian Stiglmayr / Hans Gunia
Dialektisch-Behaviorale Therapie (DBT) zur Behandlung der Borderline-Persönlichkeitsstörung
Ein Manual für die ambulante Therapie

(Reihe: „Therapeutische Praxis")
2017, 165 Seiten, Großformat, inkl. CD-ROM,
€ 49,95 / CHF 65.00
ISBN 978-3-8017-2424-5
Auch als eBook erhältlich

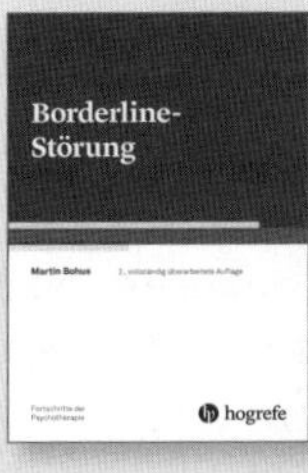

Martin Bohus
Borderline-Störung

(Reihe: „Fortschritte der Psychotherapie", Band 14) 2., vollständig überarbeitete Auflage
2019, VI/122 Seiten, € 19,95 / CHF 26.90
(Im Reihenabonnement € 15,95 / CHF 21.50)
ISBN 978-3-8017-2853-3
Auch als eBook erhältlich

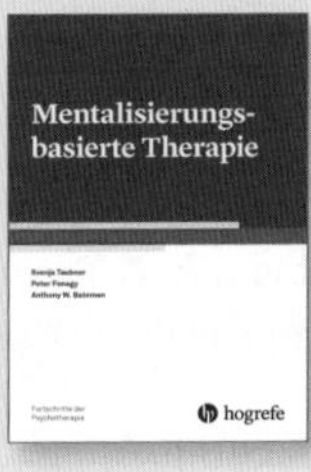

Svenja Taubner / Peter Fonagy / Anthony W. Bateman
Mentalisierungs-basierte Therapie

(Reihe: „Fortschritte der Psychotherapie", Band 75) 2019, VI/98 Seiten,
€ 19,95 / CHF 26.90
(Im Reihenabonnement € 15,95 / CHF 21.50)
ISBN 978-3-8017-2834-2
Auch als eBook erhältlich

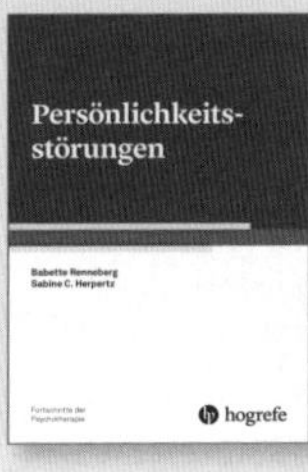

Babette Renneberg / Sabine C. Herpertz
Persönlichkeits-störungen

(Reihe: „Fortschritte der Psychotherapie", Band 79) 2020, VIII/120 Seiten,
€ 19,95 / CHF 26.90
(Im Reihenabonnement € 15,95 / CHF 21.50)
ISBN 978-3-8017-2508-2
Auch als eBook erhältlich

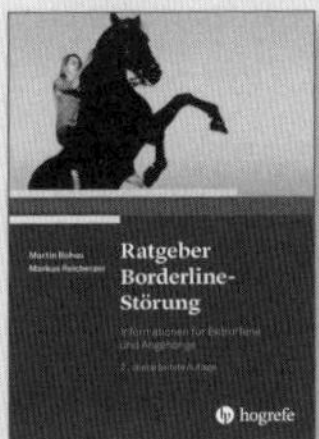

Martin Bohus / Markus Reicherzer
Ratgeber Borderline-Störung
Informationen für Betroffene und Angehörige

2., überarbeitete Auflage 2020, 138 Seiten,
Kleinformat, € 14,95 / CHF 19.90
ISBN 978-3-8017-2974-5
Auch als eBook erhältlich

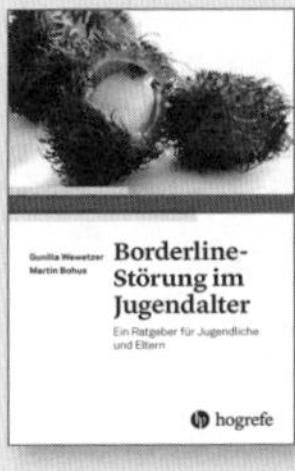

Gunilla Wewetzer / Martin Bohus
Borderline-Störung im Jugendalter
Ein Ratgeber für Jugendliche und Eltern

2016, 114 Seiten, Kleinformat,
€ 15,95 / CHF 21.50
ISBN 978-3-8017-2563-1
Auch als eBook erhältlich

www.hogrefe.com

hogrefe

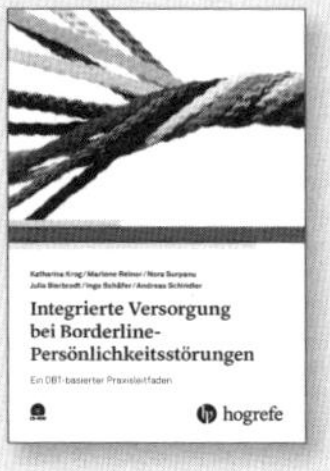

Katharina Krog / Marlene Reiner / Nora Surpanu / Julia Bierbrodt / Ingo Schäfer / Andreas Schindler
Integrierte Versorgung bei Borderline-Persönlichkeitsstörungen
Ein DBT-basierter Praxisleitfaden

2020, 157 Seiten, inkl. CD-ROM,
€ 29,95 / CHF 39.90
ISBN 978-3-8017-2972-1
Auch als eBook erhältlich

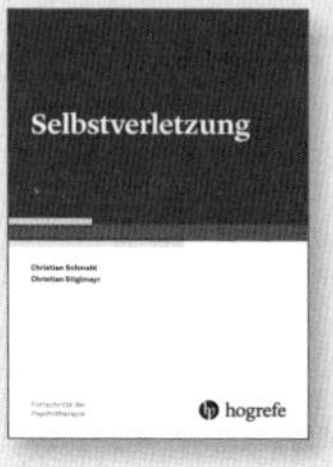

Christian Schmahl / Christian Stiglmayr
Selbstverletzung

(Reihe: „Fortschritte der Psychotherapie", Band 77). 2020, VI/109 Seiten,
€ 19,95 / CHF 26.90
(Im Reihenabonnement € 15,95 / CHF 21.50)
ISBN 978-3-8017-2751-2
Auch als eBook erhältlich

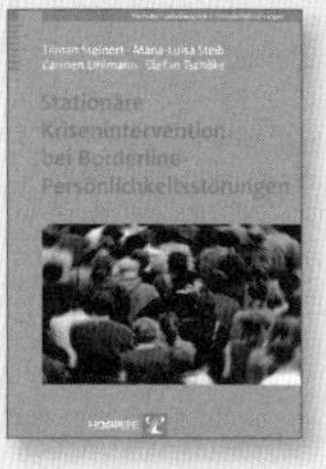

Tilman Steinert / Maria-Luisa Steib / Carmen Uhlmann / Stefan Tschöke
Stationäre Krisenintervention bei Borderline-Persönlichkeitsstörungen

(Reihe: „Praxis der Psychotherapie von Persönlichkeitsstörungen", Band 5)
2014, 116 Seiten, € 22,95 / CHF 32.90
ISBN 978-3-8017-2545-7
Auch als eBook erhältlich

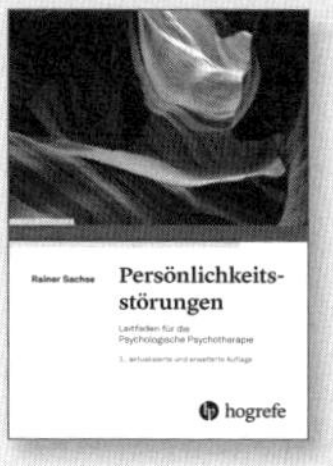

Rainer Sachse
Persönlichkeitsstörungen
Leitfaden für die Psychologische Psychotherapie

3., aktualisierte und erweiterte Auflage 2019,
XI/362 Seiten,
€ 34,95 / CHF 45.50
ISBN 978-3-8017-2906-6
Auch als eBook erhältlich

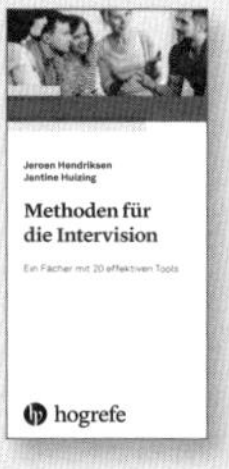

Jeroen Hendriksen / Jantine Huizing
Methoden für die Intervision
Ein Fächer mit 20 effektiven Tools

2020, 72 Seiten, Kleinformat,
€ 16,95 / CHF 21.90
ISBN 978-3-8017-3033-8

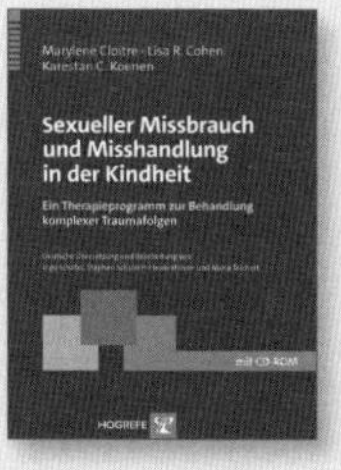

Marylene Cloitre / Lisa-R. Cohen / Karestan C. Koenen
Sexueller Missbrauch und Misshandlung in der Kindheit
Ein Therapieprogramm zur Behandlung komplexer Traumafolgen

(Reihe: „Therapeutische Praxis")
2014, 318 Seiten, Großformat, inkl. CD-ROM,
€ 59,95 / CHF 79.00
ISBN 978-3-8017-2478-8
Auch als eBook erhältlich

www.hogrefe.com

hogrefe